Gerda Alexander

Eutonie

Ein Weg der körperlichen Selbsterfahrung

Kösel-Verlag München

ISBN 3-466-42015-6
© 1976 by Kösel-Verlag GmbH & Co., München.
Printed in Germany.
Gesamtherstellung: Kösel, Kempten.
Umschlaggestaltung: Günther Oberhauser, München.

Inhalt

Vorwort

Dieses Buch ist meinen Schülern gewidmet. Sie alle haben mich durch die Einmaligkeit ihrer Persönlichkeit und ihrer Reaktionen gelehrt, meine eigenen Beobachtungen und Erfahrungen von immer neuen Gesichtspunkten aus zu überprüfen. Nur dadurch wurde es möglich, allgemeingültige Richtlinien aufzuzeigen, die Menschen unserer Kultur zur bewußten Selbstwerdung führen können.

Die Schwierigkeiten, einen solchen Weg nur annähernd für Menschen zu beschreiben, die keine bewußte praktische Erfahrung ihres Körpers haben, ist groß. Da aber der Kreis derjenigen wächst, die isolierte Eutonie-Übungen weitergeben, ohne deren Sinn und Zusammenhang zu kennen, ist es zur Vermeidung der Folgen solcher Mißbräuche notwendig geworden, die Grundlagen der Eutonie schriftlich niederzulegen.

Großen Dank schulde ich Dr. med. Alfred Bartussek und Alfons Rosenberg für wertvolle Kritik und einfühlende praktische Hilfen, Verena Dumermuth für die Formulierung der »Hinweise zum Verständnis einiger Fachausdrücke« sowie Dr. Christoph Wild für seine Ratschläge bei der Zusammenstellung des Textes dieses Buches.

Kopenhagen im April 1976   Gerda Alexander

Der geistige Ort der Eutonie

Es ist heute viel, klagend und anklagend, die Rede vom Verfall der europäischen Kultur, von der Lockerung der Sitten, vom Niedergang des Ethos, vom Schwinden der religiösen Glaubenskraft und vom Überhandnehmen des Materialismus. Zugeben zu müssen, daß diese Klagen großenteils berechtigt sind, kann das Gemüt verdüstern. Jedoch sind solche Auflösungstendenzen, die wahrzunehmen sind, nicht nur negativ zu bewerten. Denn wir überschreiten gegenwärtig eine Kulturschwelle, in ihrem Ausmaß ähnlich bedeutend und global wie am Ende der Jungsteinzeit. Wesentlich Neues im Empfinden, Bewußtsein und Handeln der Menschen will sich manifestieren. Und dies ist der Grund, warum ein Teil des Überkommenen und bisher Gültigen, sei es auch von edler Art, dahinwelkt. Doch bedeutet dieser in mancher Hinsicht schmerzliche Vorgang keineswegs den »Untergang des Abendlandes«, sondern vielmehr den Beginn einer neuen schöpferischen Phase Europas.

Wer Pessimist in bezug auf die geistige Situation des Abendlandes sein zu müssen glaubt, findet freilich in dessen heutigem Zustand Anlaß genug hierfür. Aber solcher Pessimismus ist zumindest einseitig. Denn das Übermaß der schöpferischen Kräfte, das in Europa offensichtlich zutage tritt, berechtigt zu einer optimistischen Beurteilung. Gewiß, der Acker der europäischen Kultur wird umgebrochen und aufgepflügt – doch in seinen Furchen wächst bereits die neue Saat heran.

Die schöpferischen Prozesse, die sich in so großer Anzahl ereignen, dienen nicht nur der Zukunft Europas, sondern zugleich der Fortexistenz der ganzen Menschheit. Denn der Großteil der außereuropäischen Völker müßte zugrunde gehen ohne die neuen Ideen und Methoden der Lebensgestaltung, die in Europa entwickelt werden. In diesem Erdteil befindet sich heute die schöpferische Werkstatt aller Völker, auch dann, wenn wir die dunklen Seiten der ungeheuerlichen geistigen und technischen Entwicklung mit Schrecken wahrnehmen, die wir nun aber zu bremsen suchen.

9

Doch so grundlegend wichtig im Prozeß der Neuwerdung Europas die technischen Erfindungen sind, die uns allein noch das Leben auf der Erde ermöglichen, sie werden an Bedeutung noch überboten durch das neue Menschenbild, das sich seit dem Ende des 18. Jahrhunderts entwickelt hat. Denn unser Bild vom Menschen, das, was wir an ihm für wertvoll und erstrebenswert halten, bestimmt jeweils die gesamte Kultur, die Rechte und Pflichten des Menschen, sein Verhältnis zum Göttlichen wie zur sozialen Ordnung. Und in dieser Hinsicht ist wahrhaft Umwälzendes geschehen. Nachdem man im 19. Jahrhundert den Menschen in seine Teile zerlegt hat, um sich der durch die Wissenschaft herauspräparierten Kräfte und Funktionen zu bemächtigen, hat eine Generation von Wissenden im 20. Jahrhundert wieder den Menschen in seiner unteilbaren Ganzheit entdeckt. Damit ist eine entscheidende Wende des Bewußtseins erreicht worden. Dies so entstandene »neue Bewußtsein«, das nicht mehr nur logisch, sondern auch paralogisch operiert, beginnt sich, teilweise noch unter begreiflichen Widerständen, auf allen Lebensgebieten in Europa auszuwirken: in einer Heilkunde, die den ganzen Menschen und nicht nur Symptome des Krankseins im Blick hat, in einer Ganzheitspsychologie, die bis zur Wurzel des Bewußtseins durchstößt und um die Verwobenheit von Soma, Psyche und Pneuma weiß, in einer Ethik, welche die Ichgebundenheit des Menschen mit dem Du des Mitmenschen zu verbinden vermag – und schließlich in einem gewandelten Verständnis des Leibes, das dessen Realität und Symbolik ergründet.

In der Sicht des »neuen Bewußtseins« ist der Leib nicht mehr nur eine gut funktionierende oder beschädigte Maschine, nicht nur ein Instrument des homme machine; anderseits auch nicht nur der verwesliche Teil des Menschen im Gegensatz zu seiner »unsterblichen Seele«. Vielmehr werden Seele und Leib, aus einer Wurzel stammend, als Einheit erfahren. Beide geben sich wechselweise das Leben. Die Psyche informiert den Leib von der Innenseite her über die die Zeit übergreifenden Impulse und Gesetze. Der Leib wirkt auf die Psyche zurück durch Informationen der Weltwirklichkeit. Seele und Leib sind Geschwister, aus einem Schoß hervorgegangen – erst zusammen bilden sie »den Menschen«.

Dies »neue Bewußtsein« muß allerdings mit zwei retardierenden Mächten rechnen. Einesteils mit dem Widerstand der analytisch-wissenschaftlichen Geisteshaltung, die noch immer weite Kreise der Intellektuellen und der Wirtschaftsleute beherrscht – und dies schon aus Nützlichkeitsgründen: denn der »geteilte« Mensch läßt sich besser und gewinnträchtiger vermarkten. Diese Kreise versuchen die Heraufkunft des »neuen Bewußtseins« zu verhindern oder doch zu verzögern. Die zweite retardierende Tendenz kommt aus Asien. Europa hat in einem langen Prozeß Asien für sich geöffnet. Nun strömt umgekehrt immer ungehemmter asiatisches Geistesgut in den Westen. [Weil aber dessen Bewohner ihrer eigenen Tradition müde geworden sind, verfallen sie der Faszination des Exotischen. Infolgedessen verläßt vielfach der Europäer »den einzig sicheren Boden des westlichen Geistes und verliert sich in einen Dunst von Wörtern und Begriffen, die niemals aus europäischen Gehirnen entstanden wären und die auch niemals auf solche mit Nutzen aufgepfropft werden können ... Westliche Nachahmung (des Ostens) ist tragisches, weil unpsychologisches Mißverständnis ... Es ist darum so beklagenswert, wenn der Europäer sich selbst aufgibt und den Osten imitiert und affektiert.« Diese Sätze stammen von einem Kenner sowohl der östlichen Weisheit wie der Psyche des westlichen Menschen, nämlich dem berühmten Psychologen C. G. Jung. Er weist damit auf die Gefahr hin, die den schöpferischen Impulsen Europas von Indien und Ostasien drohen durch die Regression in eine vergehende Welt- und Geistesperiode. Das Werden und Wachsen des »neuen Bewußtseins«, das die wahre, nicht nur politische Weltrevolution zu bewirken sich anschickt, wird behindert, wenn sich der Europäer infolge Ermüdungserscheinungen nach rückwärts anlehnt. In dieser Beziehung ist Wachheit und Unterscheidungsgabe vonnöten.

Das gewandelte Verständnis des Leibes, durch das »neue Bewußtsein« stimuliert, ist nicht mit einem Male entstanden, sondern aus vielen Quellflüssen zusammengeronnen. Indem man die Namen der wichtigsten Schöpfer und Anreger dieses neuen komplexen Leibverständnisses nennt, ergibt sich bereits so etwas wie eine Geschichte dieser Bewegung. Wir nennen eine Auswahl, die freilich erweitert werden könnte: P. Delsarte, Leo Kofler, Jaques-Dalcroze. G. Stebbins, C. Schaffhorst–H. Andersen, B. Mensen-

diek, H. Kallmeyer, die Gründerinnen von Loheland, Elsa Gindler, R. Bode, F. M. Alexander, H. Medau, die Günther-Schule,
für die Orff sein Schulwerk entwickelte, R. von Laban, M. Wigman und Rosalia Chladek.

In die Reihe dieser großen Schöpfer und Schöpferinnen eines
neuen Körperbewußtseins und im Zusammenhang damit eines
neuen Bewußtseins vom Menschen gehört nun Gerda Alexander.
In ihren Anfängen ging sie zwar aus von der musikalisch fundier-
ten »rhythmischen Gymnastik« Jaques-Dalcrozes. In der eutonischen Bewegungserziehung wird jedoch nicht die Musik zum Ausgangspunkt genommen, um die persönliche Rhythmik und Dynamik des einzelnen freizulegen, die ihm die Findung des eigenen
Bewegungsausdrucks ermöglicht. Im Laufe von 40 Jahren hat
Gerda Alexander jenen »westlichen Weg zur Erfahrung der körperlich-geistigen Einheit des Menschen« entwickelt, der unter der
Bezeichnung »Eutonie« oder genauer »Eutonie Gerda Alexander«
bekannt geworden ist. In der Ausbildung ihrer Schüler leitet sie
diese dazu an, durch »Einfühlung« (unter Ausschluß jeder Weise
der Suggestion) in ihre psychosomatischen Gegebenheiten zur Erfahrung und zum Ausdruck ihrer Wesensart zu gelangen. Es ist
eine Grundüberzeugung von Gerda Alexander, daß nicht durch
Versenkung (wie der Osten dies lehrt), sondern durch Erweiterung
des Bewußtseins die schöpferischen Kräfte und die unverwech-
selbaren Qualitäten der Persönlichkeit freigesetzt werden. Auch
handelt es sich bei Eutonie nicht um eine Entspannungsmethode.
Das besagt bereits der Begriff »Eutonie«, ein Wort, das aus zwei
Silben besteht: aus dem griechischen *eu* = wohl, recht, harmonisch, und *tonus* = Spannung. Denn nicht auf Auflösung der vorhandenen Spannungen tendiert Eutonie, sondern, wie der Wort-
sinn besagt, auf »Wohlspannung«, d. h. auf den Ausgleich der
verschiedenen, gleichzeitig im Körper bestehenden Spannungen zu
einer Spannungsbalance des Gesamttonus.

Eines der Ziele der Eutonie ist es, daß der Mensch zu seinem
eigenen Wesen kommt, das durch Gewohnheiten und Ansprüche
der Umwelt verdeckt wird, daß er, ruhend im und agierend aus
dem eigenen Grund, gestaltend wirkt. Dieses Ziel wird durch
Übungen erreicht, die jedoch nicht dazu führen sollen, daß beein-
druckende Vorbilder nachgeahmt werden. Darum ist das eigent-

12

liche Ziel der Arbeit die Eutonie der Gesamtpersönlichkeit. Hierzu hat Gerda Alexander verschiedene Mittel geschaffen, von denen nur einige stichwortartig genannt seien: das Körperraumbewußtsein, die willentliche Tonusumstellung, die Kontakt- und Durchströmungstechnik, der Raumkontakt, die »Verlängerung«, das Erspüren der Strahlungszone über die sichtbare Begrenzung des Körperraumes hinaus, die Einfühlung in jeden Teil der Haut und des Körperinnern, einschließlich der Blutgefäße und der Knochen. Für all dies werden jedoch, das ist auffällig, nur »kleine Mittel« eingesetzt, es gibt hierbei nicht große Gesten oder ausladende Bewegungen (ein großer Teil der Arbeit wird auf dem Boden liegend verrichtet). Mit einem Minimum an Aufwand wird ein Maximum an Wirkung erreicht.

So ist Gerda Alexander durch ihren Grundsatz: Wesensbewußtheit durch Körperbewußtsein mitgestaltend am Werden des »neuen Bewußtseins«, durch welches neue Dimensionen des Menschen erschlossen werden.

Ein Antrieb ihrer 40jährigen Arbeit ist das Wissen darum, daß der Mensch größer und tiefer ist, als der Tag gedacht, daß dem »größeren Menschen«, der heute unter Geburtsschmerzen und Zerrungen leibhaft in den Raum der Geschichte eintreten will, auch ein tieferer und breiterer Raum der Verwirklichung bereitet werden muß.

Alfons Rosenberg

TEIL I

Die Prinzipien der Eutonie

1. Was ist Eutonie?

Eutonie ist ein westlicher Weg zur Erfahrung der körperlich-geistigen Einheit des Menschen. Nicht durch Versenkung, sondern durch Erweiterung des Bewußtseins werden schöpferische Kräfte entfaltet und zugleich die soziale Kontaktfähigkeit aktiviert – ein Entwicklungsweg, der die Qualität der Persönlichkeit freilegt und ihr die Anpassung an das Leben der Gemeinschaft ohne Verlust ihrer Eigenart ermöglicht.

Die Bezeichnung *Eutonie* – von griechisch *eu* = wohl, recht, harmonisch, und *tonos* = Spannung – wurde 1957 für diese Schulung geprägt, weil die Einheit unserer körperlich-geistigen Realität erlebt und geprüft werden kann durch vertiefte Aufmerksamkeit und bewußte Einwirkung auf den Spannungszustand unseres gesamten Muskel- und Nervensystems:

1. auf den *Tonus,* die Grundspannung der quergestreiften und glatten Muskulatur, die gesteuert wird vom Gammanervensystem und der Gesamtheit der physiologischen Regulationen (u. a. über das limbische System und die formatio reticularis), die ihrerseits wieder abhängig sind von der psychischen Verfassung der Persönlichkeit;

2. auf das *vegetative Nervensystem,* das das *Spannungsgleichgewicht* zwischen Sympathicus und Parasympathicus, den stimulierenden und regenerierenden Funktionen des Organismus herstellt und so alle Lebensfunktionen, wie Atmung, Zirkulation und Stoffwechsel, beeinflußt;

3. auf das *motorische Nervensystem,* das über die extrapyramidalen und Pyramidenbahnen die willkürlichen Bewegungen steuert.

Über diese Funktionssysteme manifestiert sich sowohl die unbewußte wie die bewußte Seite unserer Persönlichkeit im Körper. Durch Haltung und Bewegung, durch Atmung und Stimme ist unser leiblicher, emotionaler und geistiger Zustand erkennbar und beeinflußbar. Jede Veränderung des Bewußtseins beeinflußt diese Lebensbereiche. Umgekehrt verändern alle Störungen innerhalb

15

jedes einzelnen von ihnen nicht nur das körperliche Befinden, sondern auch den Gefühls- und Bewußtseinszustand und damit das gesamte Verhalten der Persönlichkeit.

Die verschiedenen Funktionssysteme sind im lebendigen Organismus nicht voneinander zu isolieren. Sie wirken ineinander und beeinflussen sich gegenseitig ohne Zutun unseres Bewußtseins. Wie aber in der Musik die Elemente der Melodie, der Harmonie, des Rhythmus, der Dynamik und der Form einzeln wahrzunehmen sind und durch dieses Bewußtwerden zu einem vertieften Musik-Erleben führen, so führt auch die Unterscheidung der einzelnen Bereiche im Organismus zu vertieftem Körpererlebnis.

In der Eutonie werden die im allgemeinen unwillkürlich wirkenden Regulierungen des Tonus und des vegetativen Spannungsgleichgewichtes bewußt beeinflußbar. Dies geschieht anfangs durch Schulung der Oberflächen- und Tiefensensibilität.

Dadurch wird es möglich, »Dys-tonien« aufzuheben und so über die Harmonisierung der Körperspannungen zu einem optimalen Spannungsgleichgewicht zu gelangen: zur *Eutonie* der *Gesamtpersönlichkeit*. Eine solche Schulung erfordert eine besondere, wache Beobachtungsweise. Das Bewußtsein hat die Fähigkeit, selber Objekt seiner Beobachtung zu sein und gleichzeitig den Auswirkungen dieser Beobachtung im ganzen Organismus nachzuspüren, den Wechsel von Tonus, Zirkulation und Atmung sowie deren Beeinflussung durch Emotionen und Vorstellungen, auch während der Bewegung, zu registrieren. Wir nennen diesen Bewußtseinszustand die »Präsenz«. Sie verlangt eine bewußte *Neutralität,* damit die Beobachtungen nicht durch Erwartung bestimmter Resultate getrübt werden. »Neutral« sein können ist eine wesentliche Voraussetzung für die Entwicklung der Eutonie. Enzephalographische Messungen haben gezeigt, daß die Präsenz sich im Wachbewußtsein abspielt, sich also wesentlich von den Bewußtseinslagen des »autogenen Trainings«, von Yoga und von Zen-Techniken unterscheidet.

Die am Anfang der Schulung vorhandene Sensibilität ist durch Modellieren und Zeichnen eines menschlichen Körpers feststellbar. Es ist erschreckend, wie verkümmert dieser Sinn heute ist, der sowohl für unsere gesamte körperliche Entwicklung wie für die Selbsterfahrung unserer Individualität eine so wesentliche Rolle

16

spielt. Dementsprechend findet man äußerst selten beim Test ein der sichtbaren Form entsprechendes Körperbild. Das gilt auch für Gymnasten und Tänzer, für Physiotherapeuten und Ärzte – also für Menschen, die sich beruflich mit dem Körper befassen. Man kann daran die Körperfremdheit, die Kontaktschwäche und die Isoliertheit des westlichen Menschen ermessen (vgl. Teil II, 1. und 2.).

So ist die erste Aufgabe, eine sich über die ganze Hautoberfläche erstreckende Sensibilität zu entwickeln und damit auch das Körperbild zu normalisieren. Erst dann können wir das für die Eutonie wesentliche *Körperraumbewußtsein,* das Muskeln, Organe und Knochenbau einschließt, entwickeln.

Die *Kontrollstellungen* (vgl. Teil II, 3.), die wie das Modellieren vom Schüler selber ausgeführt werden können, zeigen, ob durch chronische Spannungsfixierungen reale Verkürzungen der normalen Muskellänge (Ruhelänge) entstanden sind, die dem Schüler die Ausführung schwierig oder sogar unmöglich machen. Solche Verkürzungen beeinträchtigen die maximale Beweglichkeit der Gelenke und erschweren die reflektorische Aufrichtung des Körpers, die unbewußte, natürliche Haltung. Ihre Behebungen verlangen außer der globalen Tonusregulierung partielle Anwendung der Eutonie-Techniken, die Stoffwechselvorgänge und Zirkulation beleben.

Als Tonus bezeichnen wir den Spannungszustand, der in der gesamten gestreiften und glatten Muskulatur des lebendigen Organismus zu finden ist und der optimal in der Ruhe im ganzen Körper den gleichen Spannungsgrad hat. Er erhöht sich bei Bewegung oder Erregungszuständen, senkt sich aber im Schlaf und in Erschöpfungszuständen. Jeder, der ein schlafendes Kind aus dem Bett gehoben hat, weiß, daß es viel schwerer erscheint, als das gleiche Kind im Wachzustand. Sein Körpergewicht bleibt dasselbe, aber mit der Tonuslage verändert sich die *Dichte* des Körpers. Es erfordert mehr Energie, einen entspannten und darum weichen Körper von der Stelle zu bewegen als einen tonisierten, gespannten Körper.

Der Tonus ist auch beeinflußbar durch emotionelle Zustände und Veränderungen (Psychotonus), z. B. durch Angst, Freude, durch alle Formen von Erregungszuständen (hoher Tonus), sowie durch

17

körperliche und seelische Übermüdung und durch Depression (niedriger Tonus). Ein jeder hat solche Veränderungen an sich schon erlebt.

Dieselbe Treppe, die man in freudiger Erwartung leicht hinaufspringt, ist in einem depressiven Zustand, in dem der Körper schwer wie Blei erlebt wird, kaum zu bewältigen. Außerdem wirkt das Verhalten anderer Menschen auf den Tonus. Eine ruhige, entspannte Persönlichkeit kann wohltuend auf eine ganze Gruppe wirken, ein nervös Gespannter alle irritieren. Kleinkinder und Tiere sind besonders empfindlich für solche Tonusübertragung; ihre wesentliche Kommunikationsfähigkeit besteht in der Tonusimitation.

Aber auch wenn erwachsene Zuschauer begeistert einem Fußballspiel folgen, wenn wir im Theater ein Drama miterleben, wenn wir Musik auf uns wirken lassen, uns mitreißen, erschüttern oder beruhigen lassen, geschehen alle diese Reaktionen über die Tonusimitation. Darauf weist Wallon in seinen Arbeiten hin, besonders in »De l'acte à la pensée« (Paris 1970). Auch die Wirkungen der Theater- und Musiktherapie sind größtenteils darauf zurückzuführen.

Alle diese Schwingungen der menschlichen Gefühlsskala, von höchster Ekstase zu völliger Apathie, werden über einen flexiblen Tonus möglich, der nach Abklingen der extremen Spannungslagen wieder in eine Mittellage zurückschwingt. Diese Mittellage kann, je nach Konstitution und Temperament, etwas mehr zur hohen oder mehr zur niedrigeren Tonuslage tendieren. Erst wenn eine anormale Tonuslage fixiert ist, besteht im medizinischen Sinne eine *Hypo-* oder eine *Hypertonie.* Die Fixierung in der Mittellage, ohne emotionelle oder künstlerische Schwingungsfähigkeit, ohne Dynamik der Entfaltung, ist ebenso krankhaft. Sie findet aber in der Medizin weniger Beachtung, weil sie im täglichen Leben nicht so stark in Erscheinung tritt.

Bei aller Bemühung um die Anpassungsfähigkeit des Tonus darf jedoch die Fähigkeit, das eigene Tonusgleichgewicht gegen schädliche Einflüsse zu behaupten, nicht außer acht gelassen werden. Wir sprechen von *Tonusregulierung,* wenn Fixierungen einzelner Muskelgruppen aufgehoben und diese an die globale Steuerung wieder angeschlossen werden; von

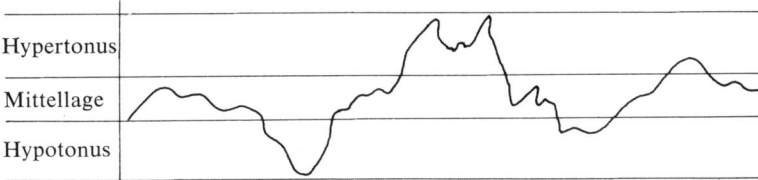

Hypertonus
Mittellage
Hypotonus

Normaler, beweglicher Tonus, der sich jederzeit der eigenen Stimmung, dem Arbeitseinsatz oder den äußern Gegebenheiten (Situationen) anpassen kann.

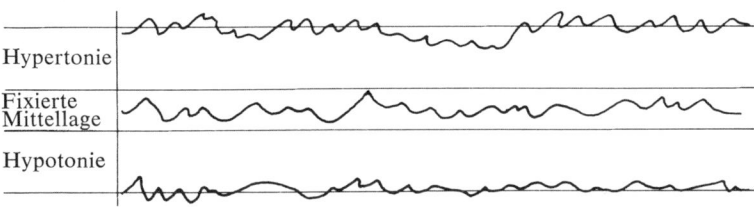

Hypertonie
Fixierte Mittellage
Hypotonie

Fixierter Tonus ohne unbewußt oder bewußt beeinflußbare Anpassungsfähigkeit

Tonusegalisierung, wenn Fixierungen einzelner oder mehrerer Muskelfibern innerhalb eines Muskels aufgelöst werden.

Die Beeinflussung des Tonus geschieht anfangs durch die Hinwendung der Aufmerksamkeit auf bestimmte Körperteile und -schichten, auf das Körpervolumen, das umgebende Hautorgan, auf den Körperinnenraum mit Organen und Knochenbau. Die unmittelbare willentliche *Tonusumstellung* kann durch Schulung erreicht werden. Sie ist subjektiv spürbar durch Schwerer- oder Leichterwerden. Objektiv ist diese Fähigkeit durch die Beherrschung des myotatischen Reflexes und der willkürlich wechselweisen Aufhebung oder Verstärkung des Patellarsehnenreflexes nachweisbar. Bei hohem Tonus wird der Patellarsehnenreflex verstärkt, bei niedrigem Tonus kann er ganz aufgehoben werden. Ebenso kann bei elektrischer Innervation eines Muskels die Muskelkontraktion ganz ausgeschaltet werden.

In der täglichen Praxis wird die Tonusbeherrschung sowie die Ausschaltung der motorischen Innervation dadurch kontrolliert, daß der Lehrer den Körper des motorisch passiven, aber aufmerksamen Schülers bewegt, während dieser seine Tonuslage willkür-

19

lich verändern kann. Der Lehrer bemerkt diese Tonusveränderung am Leichter- oder Schwererwerden des Schülers.

Daraus ergibt sich, daß die Tonusregulierung der Eutonie keine bloße Entspannungsmethode ist, sondern eine bewußte Steuerung des Tonus, so daß der Mensch in den Stand gesetzt wird, für jegliche praktische oder künstlerische Tätigkeit die entsprechende Tonuslage zu finden. Darin ist mit eingeschlossen die Fähigkeit der Herabsetzung des Tonus und die Tiefenentspannung für Ruhe und Schlaf.

Nach Aufhebung der fast immer vorhandenen Tonusfixierungen wird die Beckenbodenmuskulatur, das Zwerchfell und die Zwischenrippenmuskulatur flexibel, so daß sie sich jederzeit dem aktuellen Sauerstoffbedarf anpassen kann.

An der Atmung ist die psychosomatische Einheit der Persönlichkeit vielleicht am unmittelbarsten erkennbar und beeinflußbar. Darum wird in der Eutonie-Arbeit die Atmung der Schüler vom Lehrer fortlaufend beobachtet: ihr Rhythmus, die Dauer oder das Fehlen der Atempause, Anzeichen von zu schneller Umstellung des Spannungsgleichgewichtes, die sich im Verlauf der Spannungsregulierung ergeben können, was emotionale Unruhe oder Angst auslöst; vor allem aber werden die feinen Nuancen der Atemblockierungen in Brust, Bauch und Beckenraum beachtet, die Aufschlüsse über organische und psychische Störungen geben.

Die Normalisierung der Atmung geschieht aber nicht durch aktive Übungen, sondern auf indirekte Weise durch Lösung der Spannungen, die die Entfaltung der optimalen unbewußten Atmung verhindern. Spannungen im Beckenboden, in den Leisten und in der Bauchmuskulatur, in der Zwerchfell- und Zwischenrippenmuskulatur, in den Schultern, im Nacken, in Händen und Füßen, im Magen-Darmkanal und in den Sexualorganen: sie alle hemmen die Atmung. Werden sie aufgehoben, normalisiert sich die Atmung umgehend. Werden dagegen aktive Atemübungen gemacht, werden diese Hemmungen durch eine größere Atembewegung anscheinend überspielt, um im Moment der Umschaltung auf die unbewußte Atmung wieder zu erscheinen.

Diese Erfahrungen werden immer neu bestätigt von Opern- und Schauspielschülern und anderen, die eine systematische Atemschulung durchgemacht haben. Bei solchen Schülern dauert die

Spannungsregulierung in der Regel viel länger, da bei ihnen die Fixierungen in Muskulatur und Organen schwieriger aufzulösen sind als bei Schülern ohne vorherige Atemschulung.

Trotz der großen Bedeutung, die wir der Atmung zuschreiben, wird es, besonders im Anfang, vermieden, von Atmung zu sprechen. Denn von dem Augenblick an, in dem das Wort »Atmung« in einer Gruppe fällt, verändert sich die Atmung aller, sie wird willkürlich, entspricht nicht mehr dem aktuellen Bedarf. Somit verliert sie ihren individuellen Rhythmus und infolgedessen ihren Wert als Aussage über den aktuellen psychosomatischen Zustand. Dadurch kann die Arbeit an der Eutonie manchmal auf Wochen hinaus verzögert werden. Die eigene Atmung zu beobachten, ohne sie gleichzeitig zu beeinflussen, ist äußerst schwierig, auch dann, wenn schon ein relativ gutes Körperbewußtsein entwickelt ist. Da unsere Atmung sich zum größten Teil unbewußt vollzieht, scheint mir die Normalisierung dieser unbewußten Atmung die wichtigste Aufgabe. Wird über die Lösung der Spannungsfixierungen das Gleichgewicht der Spannungen erreicht, ist damit, ohne spezielle Atemübungen, eine jederzeit auch bewußt verfügbare, optimale Atmung gesichert.

Gewiß gibt es andere Möglichkeiten, zu einer solchen Atmung zu gelangen. So stehen z. B. die Schule Schlaffhorst-Andersen, der ich persönlich viele Anregungen verdanke, und die praktischen und wissenschaftlichen Arbeiten von Prof. Horst Coblenzer und Prof. Franz Muhar der Eutonie nahe.

Die heute im Westen am meisten gelehrten traditionellen Atemschulungen kommen aus uns fremden Kulturen. Ihre Übungsformen, die nacheinander im Laufe von Jahrtausenden entwickelt wurden, waren bewußt auf psychosomatische Wirkungen ausgerichtet, die der damaligen Entwicklungssituation der Menschen gemäß waren. Sie wurden in abgelegenen Zentren unter Leitung von Meistern gelehrt und gelebt. Unsere heutige Situation ist von der damaligen wesentlich verschieden. Darum müssen wir eigene Wege finden, die dem Geist der Kultur des Westens entsprechen. Dies erfordert Lehrer, die unvoreingenommen, ohne Beeinflussung durch bestehende Systeme, ihre Erfahrungen vom Wesen des Menschen mit den Erkenntnissen der neuen Psychologie und Physiologie in Einklang bringen können.

Die bewußte Beeinflussung der vegetativen Spannungen, des Gleichgewichtes von Sympathicus- und Parasympathicusinnervation (Beeinflussung der Gefäßregulierung, der Zirkulation und der Hormonbalance) erfolgt durch die *Kontakt-* und *Durchströmungstechnik.* Sie ermöglicht die *Umschaltung* eines vorwiegend *sympathikotonen Zustandes* auf einen *vagotonen,* die Aktivierung und die Ruhigstellung der vegetativen Funktionen und die Wiederherstellung des vegetativen Gleichgewichtes.

In der Eutonie wird zwischen *Berührung* und *Kontakt* unterschieden. Durch die *Berührung* mit der Umwelt erfahren wir die Begrenzung unseres Organismus; wir erleben unsere äußere Körperform, die uns die Identifizierung mit uns selber ermöglicht. Dazu vermittelt die Berührung, wie z. B. Tasten, Greifen, uns wesentliche Informationen über die Umwelt, über ihre Formen, ihre Temperatur und Konsistenz, ebenso die vielen von außen kommenden Berührungen, Druck, Stoß, Schlag und die der non-verbalen Kommunikationen, von zärtlichen, abstoßenden, schmerzenden oder aggressiven Einwirkungen.

Während wir bei der Berührung an der Peripherie unseres Hautorgans bleiben, überschreiten wir beim *Kontakt* bewußt die sichtbare Begrenzung unseres Körpers; wir beziehen die spürbare und elektrisch meßbare Strahlungszone in den uns umgebenden Raum in unser Bewußtsein mit ein. Mit ihr »kontakten« wir die Dinge durch ihre äußere Begrenzung hindurch, den Boden, Geräte und Material, und das gleiche ist möglich mit Lebewesen, Pflanzen, Tieren und Menschen. Wir erweitern dadurch unsere Erfahrungsmöglichkeiten und gelangen in eine unmittelbar lebendige Beziehung zu Dingen und Mitmenschen.

Dieser bewußte Kontakt hat einen stärkeren Einfluß auf den Körper in bezug auf Tonus-, Zirkulations- und Stoffwechselveränderungen als die Berührung. Der Kontakt z. B. der Füße mit dem Boden erlaubt eine Harmonisierung von Tonus und Zirkulation im gesamten Beckenraum und in den unteren Extremitäten, der Kontakt der Hände mit Geräten oder mit einem Material (z. B. beim Modellieren) über den Spannungsausgleich im Oberkörper eine Harmonisierung der emotionalen Spannungen.

Unbewußt wird der Kontakt überall im Leben angewendet. Der geübte Handwerker »kontaktet« die Dinge durch sein Handwerksgerät, der gute Musiker wird »eins« mit seinem Instrument. Der Schweizer Psychiater de Ajuriaguerra nennt dieses erweiterte Bewußtsein »die Delegiertenfunktion«. Durch Schulung kann sie entwickelt und verstärkt werden (J. de Ajuriaguerra, Méconnaissances et hallucinations corporelles, Paris).

In der eutonischen Bewegung, die das *Körperraumbewußtsein* einschließt, erweitern wir unsere Präsenz auf den jeweils zur Verfügung stehenden dreidimensionalen Außenraum – auf den *Raumkontakt*. Mit ihm umschließen wir auch den Körperraum des Bewegungspartners oder der Gruppe.

Bei der Ausweitung dieses Kontaktes über die sichtbare Begrenzung des Körpers hinaus wird besonders der Raum unter der Bodenfläche in seinen drei Dimensionen in die Bewegung miteinbezogen.

Ein solcher Bodenkontakt hat, außer der Beeinflussung des vegetativen Systems, mit seinen Möglichkeiten der verschiedenen Bodenraumrichtungen einen deutlich wahrnehmbar präzisen Einfluß auf die Bewegung. Besonders eindrucksvoll ist die Anwendung des Bodenkontaktes bei Bewegungen und Arbeitsleistungen, die stärkeren Krafteinsatz verlangen. Durch genaues Erspüren des Winkels, mit dem die vom Körper kommende Kraftlinie den Bodenraum durchschneidet, und des vom Bodenraum entgegenwirkenden Widerstandes werden mit einem Minimum an Energie große Kraftleistungen möglich.

Die unbewußte Kontaktfähigkeit, im Einswerden mit dem Andern, die uns durch die Mutter-Kind-Beziehung angeboren ist, ist auch bei neurotischen Schülern, abgesehen von schweren Fällen, verhältnismäßig leicht wiederherstellbar.

Ein solcher Kontakt ist aber in der Arbeit mit Erwachsenen wegen der Gefahr des Identitätsverlusts nur als erste Phase einer Rehabilitierung kontaktgestörter Persönlichkeiten wertvoll. Er muß sich zum bewußten Kontakt entwickeln, in dem man sich bei aller Hinwendung zum Partner selbst nicht verliert und gleichzeitig die selbständige Persönlichkeit des andern respektiert.

Noch schwieriger ist ein Kontaktgleichgewicht mit zwei Partnern gleichzeitig zu gestalten. Die Unfähigkeit der meisten Erwachsenen, einen Kontakt in zwei Richtungen unter Wahrung des eigenen Gleichgewichtes zu meistern, ist ohne weiteres in der eutonischen Bewegungsgestaltung im Raume erkennbar. Drei zu sein, das heißt nicht zwei plus eins; die Fähigkeit gleichzeitiger bewußter Hinwendung eines jeden zu jedem ist Ausdruck einer reifenden Persönlichkeit. Ist diese grundlegende soziale Fähigkeit entwickelt, dann stellt eine Erweiterung der Dreiergruppe auf vier, fünf oder mehrere Mitglieder keine wesentlichen Probleme mehr. Im Gegenteil, sie öffnet den Weg zu einer reichen dynamischen Entfaltung jedes einzelnen der Gruppe: zu einem echten Miteinander. Ein solches gestaltetes Miteinander ist nicht zu verwechseln mit einem gleichzeitigen Nebeneinander, das durch Schlagzeug oder Musikbegleitung unschwer erreicht werden kann. In einem solchen Falle ist jeder einzelne auf die übergeordnete Musik bezogen, so daß der unmittelbare Kontakt zu den anderen abgeschwächt wird. Derartige Gruppen sind bedeutend leichter zu gestalten (z. B. in der Oper, im Ballett und in der Rhythmik). Sie sind auch in der Therapie als erster Schritt zu einem Gruppenerlebnis wertvoll. Es fehlt ihnen aber die dynamische Auseinandersetzung des einzelnen mit jedem Mitglied der Gruppe. Zwar ist in Rauschzuständen durch die Dämpfung des Bewußtseins ein Einheitserlebnis der Gruppe durchaus möglich. In der eutonischen Bewegungsgestaltung dagegen wird die Entfaltung und Steigerung der eigenen Körperdynamik in *bewußtem* Kontakt mit einem jeden der Gruppe angestrebt.

Im bewußten Kontakt mit einem anderen Menschen kann auch die im eigenen Körper entwickelte Beobachtungsfähigkeit und Beeinflussung der Spannungsbereiche von Tonus und vegetativem System auf den anderen Organismus übertragen werden. Der rückwirkende, anfangs unbewußte Kontakt des anderen gibt Aufschluß, welche Form des Kontaktes: ableitende, stimulierende oder harmonisierende Beeinflussung notwendig ist, um die Spannungsbalance herzustellen. Die Wirkungen eines so bewußt geleiteten Kontaktes sind wesentliche Faktoren der *Eutonie-Therapie.*

Es handelt sich bei diesen Kontaktformen nicht um ein vages, gefühlsmäßiges Einbeziehen des Gegenübers, sondern um ein klares Übergreifen des Bewußtseins: um einen *Transzensus.* Der geschulte Partner kann kontrollieren, wann und wo dieser Kontakt einsetzt, ob z. B. ein Knochen in seiner ganzen Form oder nur partiell kontaktet wird, ob der Körper rechts oder links angesprochen wird, ob der Kontakt aktivierend oder ableitend wirkt. Der Eutonie-Pädagoge muß imstande sein, von einer Körperstelle aus den gesamten Organismus zu erfassen. Dies setzt voraus, daß die Fähigkeit, von einer Berührungsstelle aus eine Form in ihren Dimensionen zu ergänzen, entwickelt wurde.

Dieses *Ergänzen* wird zuerst an einfachen Formen geübt, z. B. an einem Holzstab, dessen Länge bei geschlossenen Augen von einem Ende aus oder von der Mitte aus nach beiden Seiten gleichzeitig im Bewußtsein ergänzt wird. Mit der freien Hand und dann mit den Augen wird kontrolliert, ob der reale Abstand von der Berührungsstelle bis zu den Enden des Stabes mit der bei geschlossenen Augen im Bewußtsein durchmessenen Distanz übereinstimmt. Das bewußte Erfassen einer dreidimensionalen Form wird an einem Ball geübt, den man zuerst mit beiden Händen umfaßt, dann nur mit einer Hand, die den Grad der Rundung vermittelt, die in unserem Raumbewußtsein zu einer Ballform vervollständigt werden soll, bis man fähig ist, den Ball nur von einer Fingerspitze aus zu ergänzen.

Diese *Ergänzungsfähigkeit* wird in der Eutonie immer wieder für die Bewußtmachung des eigenen dreidimensionalen Körperraumes mit dem Knochenbau angewendet. Für die Eutonie-Therapie ist sie eine wesentliche Voraussetzung. Für die Resensibilisierung bei Querschnittslähmungen z. B. kann von der äußeren Berührung der Dornfortsätze ausgehend der ganze Wirbelknochen mit dem Knochenmark und den austretenden Nervenbahnen sowie die Bandscheibe umfaßt werden.

Die Anwendung dieser Therapie verlangt vom Therapeuten außerdem die vollständige Beherrschung aller Kontaktformen und die Fähigkeit der Beobachtung des andern Organismus ohne gleichzeitige Einwirkung. Andernfalls können schwere Störungen des psychosomatischen Gleichgewichtes auftreten.

Das Kennzeichen der *eutonischen Bewegung* ist Leichtigkeit der Ausführung und geringer Energieverbrauch auch bei Kraftleistungen. Diese Qualitäten scheinen elektromyographisch nachweisbar zu sein (Myographien, S. 108).

Eutonische Bewegungen erfordern einen einheitlichen *Grund*tonus im ganzen Körper. Das bedeutet erstens, daß alle Spannungsfixierungen aufgehoben sein müssen, und zweitens, daß die nicht arbeitenden Muskeln nicht schlaff entspannt werden, sondern tonisiert bleiben. Dieser gleichbleibende Grundtonus wird als psychosomatische Einheit vom Ausführenden erlebt und für den Beobachter erkennbar. Durch den Bodenkontakt und den Kontakt in die Raumtiefe, die »Verlängerungen«, wird die der Leistung entsprechende gleiche Tonushöhe in den Muskeln und Synergisten erreicht. Dieses Synergisten-Spannungsgleichgewicht wird bei hoher Tonuslage als Schwerelosigkeit von den Ausführenden und den Beobachtenden erlebt.

Die »Verlängerungen« haben besonders das Interesse der Gymnastik- und Yogalehrer geweckt, da durch die Regulierung des Tonusgleichgewichtes sofort sichtbare Verbesserungen der Beweglichkeit aller Gelenke erreicht werden können.

Diese Technik kann aber äußerst gefährlich sein, wenn nicht zuvor eine Verstärkung des realen Körpergefühls durch bewußte Entwicklung der Oberflächen- und Tiefensensibilität erfolgte. Da das Ichbewußtsein wesentlich vom Körpergefühl abhängig ist, wird bei einer nicht bewußt vollzogenen Veränderung des Körpergefühls das Ichbewußtsein gefährdet. Euphorische Zustände und Schockwirkungen bis zum Identitätsverlust können die Folgen sein.

Unterstützt wird die eutonische Innervation durch bewußte Anwendung des proprioceptiven Haltungsreflexes. Dieser Reflex setzt die Skelettmuskulatur für die Körperaufrichtung und -haltung und für maximale Kraftentfaltung ein. Um den Unterschied vom *unbewußt* wirkenden proprioceptiven Reflex zu betonen, nennen wir ihn »*Transport*«. Seine Auslösung ist nicht nur von den Fußsohlen, sondern ebenso von den Händen, vom Kopf her und praktisch von jeder Körperstelle aus möglich. Dabei ergeben sich ungeahnte Kombinationsmöglichkeiten dieser bewußt gewordenen Streckung und Aufrichtung, welche die dynamische Muskulatur wesentlich entlasten.

Diese Bewegungsart kann man an Kleinkindern deutlich beobachten, wenn ihnen von Anfang an die Möglichkeit zu uneingeschränkter Bewegungsentfaltung gegeben wurde (dargestellt in den ungarischen Filmen von Dr. E. Pickler »La joie du mouvement«,

»Vie active«, »Laissez donc tranquille l'enfant« und »Moi tout seul«, die über die ungarischen Konsulate zu bestellen sind). Bei der bewußtgemachten reflektorischen Innervation des »Transportes« und dem Kontakt mit dem umgebenden Raum wird gleichzeitig die Zirkulation stimuliert, so daß sich auch bei großer Belastung kein Turnfieber einstellt.

Der Atem paßt sich mit der Atemtiefe den Bewegungen des Körpers an, *ohne ihrem Rhythmus zu folgen.* So sind in der eutonischen Bewegung mit ihrer Beziehung zur Umwelt alle drei Spannungsbereiche: Grundtonus, bewußte Reflex-Tonusspannung, vegetative und motorische Spannung vereinigt.

Es ist unmittelbar sichtbar, wie weit das Gleichgewicht dieser Spannungen wirklich im Körperbewußtsein des Schülers realisiert ist oder nicht. So kann z. B. schon eine Beherrschung von Tonus und motorischer Innervation erreicht sein ohne Einbeziehung des vegetativ-emotionellen Gleichgewichts.

Das innere Leben, die Präsenz und die Schönheit, die auch die einfachste eutonische Bewegung ausstrahlt, sind unverwechselbar. Sie sind Ausdruck der zu Bewußtsein gekommenen körperlich-geistigen Einheit des Menschen.

Alle diese vom Körper her regulierbaren Spannungen sind in ihren psychosomatischen Wirkungen beobachtbar:

1. Die ersten Resultate der Resensibilisierung der gesamten Körperoberfläche und der darauf folgenden Normalisierung des Körperbildes zeigen sich schon nach kurzer Zeit; durch verbessertes Allgemeinbefinden, bessere Durchblutung, besseren Schlaf, durch größere Sicherheit und Freiheit im Verhalten und in den Bewegungen –, durch eventuelle sprunghafte Fortschritte innerhalb einer Instrumentaltechnik, ohne daß geübt wurde, etc. Objektiv sichtbar werden sie am *Körperbildtest,* der, ohne die Möglichkeit einer willentlichen Beeinflussung, auch feinste Veränderungen registriert (vgl. Teil II, 2.).

2. Die körperliche Lösung von Tonusfixierungen behebt psychische Fixierungen, z. B. von depressiven oder euphorischen Zuständen und anderen fixierten Verhaltensformen. Sie befreit von zur Gewohnheit gewordenen emotionellen Reaktionen und öffnet den Weg zu einer erweiterten und vertieften Erlebnisfähigkeit der gesamten Gefühlsskala.

Die Tonusflexibilität ist auch die notwendige Voraussetzung für eine optimale Entwicklung und Verfügbarkeit der gegebenen Ausdrucksmittel: der Bewegung, der Stimme und der Formkraft der Hände im Modellieren, Malen, Zeichnen und Schreiben. Denn ein flexibler Tonus reagiert unmittelbar mit der der Bewegung entsprechenden Tonuslage und fördert somit eine präzise motorische Innervation. Dadurch wird die Qualität jeder Arbeit des täglichen Lebens, jede sportliche und künstlerische Leistung erhöht. Ein beweglicher Tonus ist aber auch die absolut notwendige Voraussetzung für ein wahres soziales Verhalten, das nicht nur auf intellektuellem Verstehen, sondern auf Miterleben mit dem Andern beruht.

3. *Die Folgen der Regulierung des vegetativen Systems* sind neben der Regulierung der unbewußten Atmung vor allem die Behebung von psychosomatischen Störungen und Krankheiten, von Organ- und Angstneurosen, von hormonellen Depressionen, von Frigidität und männlicher und weiblicher Sterilität. Diese Erfahrungen resultieren u. a. aus einer 25jährigen Zusammenarbeit mit dem Kopenhagener Gynäkologen Dr. med. Richard Hammen (siehe auch R. Hammen, Impaired fertility in Man – with Special Reference to the Male, London). Durch Lösung solcher »vegetativer Dystonien« werden Energien frei, die in erhöhte Vitalität und in schöpferische Impulse umgewandelt werden.

4. *Eutonische Bewegungen* erwecken Freude an schöpferischer Selbstverwirklichung und Entfaltung der eigenen Bewegungsmöglichkeiten in bewußter Einordnung in körperlich-geistige Gesetzmäßigkeiten, erhöhte Vitalität und Sicherheit, da durch Anwendung der eutonischen Bewegung im täglichen Leben auch größere Beanspruchungen nicht ermüdend, sondern vitalisierend auf den ganzen Organismus wirken.

Eutonie ist jedoch kein ein für alle Mal zu erreichender *Zustand,* sondern ein *dynamischer Prozeß,* der immer neu realisiert werden muß, wenn seine Wirkungen von Dauer sein sollen. Doch führt die innere Aktivität, die zu dieser stetigen Erneuerung notwendig ist, zu beglückenden Erfahrungen und Ausblicken, die auf eine neue menschliche Daseinsform hinweisen.

Wenn auch die Schulung der Oberflächen- und Tiefensensibilität, des taktilen Sinnes als des am meisten vernachlässigten und für die körperliche (vegetative, tonusregulierende Prozesse) und psychische Entwicklung (Körperbild) vielleicht wichtigsten Sinnes, den größten Platz einnimmt, bedeutet das nicht, daß in der Eutonie die Entwicklung der anderen Sinne vernachlässigt wird.

Ein *Sehen,* das das äußere Bild nicht mit gespannter Augenmuskulatur »erfaßt«, sondern es durch das Auge hindurch im Innern wahrnimmt, verhindert viel Übermüdung und Kopf- und Nakkenspannung. Es ist überall im täglichen Leben anwendbar.

Die Fähigkeit zu einer Beobachtung, die auch scheinbar unwichtige Nuancen registriert, die durch den Körperraum des anderen hindurch den Knochenbau, die Wirbelsäulenfunktion, die mehr oder weniger zweckmäßige Belastung der Wirbelkörper wahrnimmt, die verfolgt, wo und wie das Bewußtsein im Körper des Schülers aktiv wird und wo es fehlt, muß besonders in der Eutonie-Lehrerausbildung entwickelt werden. Sie wirkt zusammen mit einer verstärkten Fähigkeit der Tonusimitation, die Fehlspannungen des Schülers unmittelbar im eigenen Körperbewußtsein registriert.

Das *Hören* wird geschult durch die Aufmerksamkeit, die dem Klang der Stimme, den Geräuschen, die beim Gehen und Bewegen entstehen, zugewandt wird. Diese sind äußerst verschieden bei nervösen und bei harmonischen Menschen. Ohne hinzusehen, kann man Tonuslage und Spannungsbalance hören. Auch beim Hören von Musik wird der Zustand des singenden oder spielenden Musikers, seine Spannungsbalance, sein Kontakt mit dem Instrument, mit dem Boden, durch den Klang hindurch wahrgenommen.

Je nach Ausrichtung der einzelnen Arbeitsgruppen werden in der Eutonie-Schulung die praktischen Erfahrungen von fünf Jahrzehnten auf dem Gebiete der Gehörschulung miteinbezogen, die meine Lehrer und Kollegen der Rhythmischen Erziehung (Emile Jaques-Dalcroze, Charlotte Mac Jannet-Blensdorf, Henriette Goldenbaum, Mimi Scheiblauer und Karl-Heinz Taubert) für Kindergarten, Grundschule und Berufsausbildung entwickelt haben.

Ausgangspunkt für die *Entwicklung der Eutonie* war mein Wunsch, für moderne Menschen eine Bewegungsschulung zu schaffen, die es dem einzelnen, ohne ihn unter den Einfluß fremder Bewegungsstile und -techniken geraten zu lassen, ermöglicht, in der Bewegung seine individuelle Persönlichkeit zu realisieren und dadurch die körperlich-geistigen Gesetzmäßigkeiten in sich zu finden. Diese Bewegung sollte zudem auch Grundlage für alle künstlerischen Bewegungsformen sein, für Rhythmik und Tanz, für Oper und Schauspiel, für Spiel und Sport, sowie für jede Bewegung des täglichen Lebens. Bis sich jedoch die Idee zur heutigen Form der Eutonie-Pädagogik entfalten konnte, mußte eine Vielzahl von Erfahrungen gemacht werden.

Die Resultate der Beobachtungen und Versuche, die ich an mir selber machte, die Beobachtungen der Bewegungen von Affen, von Katzen, der Bewegungsentwicklung des Kleinkindes, der Bewegungen der Tänzerin Clothilde von Derp, des Jongleurs Rastelli, von Straßen- und Transportarbeitern, sie alle stimmten keineswegs mit den Bewegungstheorien und der Physiologie der damaligen Zeit überein. Zudem waren Zusammenhänge von psychischen und physischen Spannungen wissenschaftlich unverständlich. Das Gammanervensystem mit seinem Zentrum im Hypothalamus und seinen Beziehungen zu dem ihm übergeordneten Cortex, beeinflußbar durch unsere Vorstellungen, aber nach entsprechendem Training auch direkt bewußt zu steuern, wurde erst 1945 von den Skandinaviern Granit und Koda entdeckt.

Begriffe wie Psycho-Tonus und Psycho-Motorik waren unbekannt und daher einer wissenschaftlichen Erklärung unzugänglich. Die Wirkungen der formatio reticularis, des limbischen Systems auf die Psyche, die Existenz der roten und weißen Muskelfasern sowie der Unterschied in der Funktion der dynamischen Muskulatur und der Skelettmuskulatur, die eine Neuorientierung der alten Haltungstheorien verlangt, waren nicht bekannt; ebenso war die grundlegende Bedeutung des Körperbildes für die Persönlichkeitsentwicklung noch nicht erforscht.

Auch nach diesen Entdeckungen ist die wissenschaftliche Einsicht in ihre Zusammenhänge, obwohl sie rein empirisch in der Eutonie-Pädagogik schon lange praktiziert wird, noch wenig entwickelt. Zwar sind in der modernen Physiologie und Psychologie alle Voraussetzungen für brauchbare Arbeitshypothesen, die die Entdeckung der Eutonie wissenschaftlich unterbauen können, gegeben, doch fehlt noch weitgehend das Verständnis für ihre große praktische Bedeutung in Therapie und Pädagogik. Das hängt wahrscheinlich damit zusammen, daß dieses Verständnis ein neues

Denken erfordert, das unbequem und beängstigend ist. Auch die Tatsache, daß das Gamma- und das vegetative Nervensystem durch Bewußtseinsschulung ohne Medikamente, Hypnose oder Auto-Suggestion beeinflußbar sind, ist nur wenigen bekannt, da den wissenschaftlichen Laboratorien keine entsprechend geschulten Versuchspersonen zur Verfügung stehen.

In der Eutonie führten diese Entdeckungen zu einer neuen Therapieform, die nicht nur für psychosomatische Krankheiten, sondern auch für Nachbehandlung neurologischer Leiden, von Cerebralparesen, Querschnittslähmungen, Poliomyelitis, Phantomschmerzen, von Arthrosen und Wirbelsäulenschäden ganz neue Möglichkeiten erschließt (vgl. Teil II, 7.).

Es ist verständlich, daß eine so vollständig neue Behandlungsweise, die eine bewußte Steuerung bisher unbewußter Vorgänge vom Therapeuten und vom Kranken verlangt, Zeit braucht, um verstanden zu werden. Ebenso braucht es lange Zeit, Pädagogen und Therapeuten vorzubereiten, die sich für diesen neuen Weg einsetzen wollen.

Die *Berufsausbildung* für Eutonie-Pädagogik und Eutonie-Therapie erfordert je nach persönlicher Voraussetzung und Vorbildung drei bis vier Jahre. Außer der Erarbeitung des eigenen Spannungsgleichgewichtes und der pädagogischen und therapeutischen Anwendung der Eutonie werden Anatomie, Physiologie, Neurologie, Pathologie und Neuropathologie im Umfang des Pensums der staatlichen Physiotherapie-Ausbildung gelehrt. Dazu Psychologie und Psychiatrie mit Hinblick auf die Eutonie-Arbeit. Die Kenntnis verwandter Methoden sowie der entsprechenden Literatur wird in wöchentlichen Referaten und Kursen vermittelt.

Drei Jahre reichen nicht aus, um alle Erfahrungsbereiche der Eutonie zu erarbeiten, zumal jede Gruppe einen einmaligen Weg geht, der den Voraussetzungen der Schüler gemäß mehr pädagogisch-therapeutisch oder mehr künstlerisch orientiert sein kann. Doch bieten sie die notwendigen Voraussetzungen für den Laienunterricht und für die elementare Therapie.

Für die Leitung einer Eutonie-Lehrerausbildung sind weitere zehn Jahre Praxis auf den verschiedensten Gebieten erforderlich. Die Stationen dieses Weges haben sich nicht durch theoretische Überlegungen, sondern durch die Erfahrungen von Jahrzehnten herausgebildet. Denn es hat sich gezeigt, daß eine zu kurze Ausbildung, die nicht genug Entfaltungsmöglichkeit für die persönliche Reife gewährt, sich unzuträglich auswirkt. Erst dann, wenn der Lernende im Laufe der Schulung seine eigenen Schwierigkeiten erkannt und überwunden hat, ist er fähig, *Eutonie-Pädagogik* und *-therapie* fruchtbar zu vermitteln, ohne dabei das eigene Spannungsgleichgewicht zu verlieren. Um die Qualität der Ausbildung auch in Zukunft zu bewahren, den Erfahrungsaustausch und die Weiterbildung der Lehrer, die niemals an ein endgültiges Ziel gelangt, zu sichern, haben diese die Internationale Gesellschaft der diplomierten Eutonie-Lehrer gegründet.

Erfahrene Pädagogen, die durch Einführungskurse von den vielfältigen Möglichkeiten der Eutonie beeindruckt sind, versuchen oft, diese in ihre bisherige Arbeit zu integrieren, ohne eine eigene konsequente Schulung durchzumachen, da sie glauben, die Ideen der Eutonie genügend verstanden zu haben. Aber es zeigt sich immer wieder, daß es für Lehrer, die nur über eine traditionelle Ausbildung verfügen, nicht leicht ist, sich auf die Arbeitsweise der Eutonie umzustellen, bei der es nicht um die Übernahme eines festgelegten Arbeitsprogrammes geht. Jede Stunde verlangt eine Neugestaltung auf Grund der aktuellen Reaktionen der Schüler, die Art und Dauer der Übungen bestimmen. Die Schüler sind davon überzeugt, daß sie ihre Fortschritte nur dem eigenen Bemühen verdanken und nicht der allerdings unmerklichen Führung des Lehrers, der die Grundprinzipien der Eutonie in immer neuer Ausformung, je nach den persönlichen Voraussetzungen der Schüler und der Zusammensetzung der Gruppe, variiert. Ebenso muß der Lehrer fähig sein, den aktuellen Bedarf eines einzelnen Schülers in den Stundenverlauf einzubauen, ohne dabei die Entwicklungslinie der Gruppe zu verlieren.

Ohne eigene Eutonie-Schulung sind nur wenige diesen Anforderungen gewachsen. Sie benützen zwar die Übungsformen und die von der Gerda-Alexander-Schule veröffentlichten Formulierungen, doch ohne ihren Sinn und inneren Zusammenhang vermitteln zu können. Weil die für die Eutonie typische Fähigkeit, die Schüler zu beobachten und aus ihrer Situation heraus den Unterricht zu gestalten, nicht entwickelt wurde, fallen sie bald auf ein festes

Übungsprogramm zurück, oder sie versuchen, auf dem Wege der Suggestion, ganz gegen die Intention der Eutonie, schnelle Resultate zu erreichen. Außerdem können sie aus Unkenntnis der Tiefenwirkung gewisser eutonischer Übungen das psycho-physische Gleichgewicht ihrer Schüler ernstlich gefährden.

Dagegen habe ich Lehrer erlebt, die, ohne Eutonie zu unterrichten, ihren eigenen Fachunterricht so im Sinne der Eutonie umgestalten, daß der Lehrstoff auf eine neue Art lebendig wurde und gleichzeitig die Atmosphäre in der Klasse und das Lehrer-Schüler-Verhältnis völlig »eutonisch« wurde. Besonders die Schulung des Tastsinnes, die aufmerksame Berührung, kann in jeder Form des Unterrichts angewandt werden. Allein dadurch können große Schwierigkeiten verhindert und behoben, die Erlebnisfähigkeit vertieft und eine gesunde Vitalität entwickelt werden.

Wenn dagegen ein Lehrer, dessen emotionelles Spannungsgleichgewicht nicht erreicht wurde, die Abhängigkeit seiner Schüler zur Steigerung seines Selbstgefühls mißbraucht und seine persönliche Unsicherheit mit der Rolle des Meisters kompensiert, wird damit dem wesentlichen Ziel der Eutonie, in jedem Schüler den eigenen Meister zu wecken, entgegengearbeitet.

2. Eutonie-Pädagogik

Für einen Eutonie-Pädagogen genügt es nicht, die Methodik der Eutonie bloß intellektuell und technisch zu beherrschen. Er muß vielmehr den ganzen Stufenweg der Eutonie an sich selbst erfahren haben, bevor er Schüler auf diesem Weg führen kann. Hierzu bedarf es einer drei- bis vierjährigen Schulung. Diese Zeit benötigt man in der Regel, um jene Sensibilität zu entwickeln, die in der Eutonie-Therapie unumgänglich ist. Aufgrund der vielseitigen Anforderungen, die an einen Eutonie-Pädagogen gestellt werden müssen, ist es jedoch unmöglich, feste Regeln hierfür aufzustellen. Nur wer sich mit den in der Ausbildung gewonnenen Fähigkeiten nicht zufriedengibt, sondern willig und fähig ist, die erworbene Eutonie durch stete Anpassung an die wechselnden inneren und äußeren Gegebenheiten täglich neu zu gestalten, verfügt über die notwendigen Voraussetzungen, den Schwierigkeiten seiner Schüler angemessen und hilfreich zu begegnen.

Der Fähigkeit der Eutonie-Pädagogen, die Anlagen, Fehlhaltungen und Entwicklungsmöglichkeiten des Schülers so umfassend wie möglich zu erkennen, kommt größte Bedeutung zu. Er muß ständig dessen Verhaltensweisen beobachten, seine Körperhaltung und Bewegung, den Körpertonus und die Durchblutung, den Ausdruck der Stimme, alle jene nonverbalen Ausdrucksmöglichkeiten, durch welche sich die körperlichen und psychologischen Schwierigkeiten des Schülers manifestieren. Zudem sollte der Lehrer den Spannungszustand und die Tonusblockierungen des Schülers im eigenen Körper nachempfinden können. Seine so gewonnenen Eindrücke werden vertieft 1. durch die Aussagen der Zeichnungen und Modelagen über Körperbild und Körperbewußtsein, 2. durch die Aussagen der Kontrollstellungen über Tonusfixierungen und die Elastizität der Muskeln und 3. durch die Aussage der passiven Bewegungen über die Fähigkeit, die willkürliche motorische Innervation und den myotatischen Reflex zu beherrschen. Diese Informationen bilden die Grundlagen des Gruppen- wie des Einzelunterrichtes. Es ist für die Eutonie-Arbeit von Vorteil, wenn in einer Gruppe verschiedenartige Schülerpersönlichkeiten zusammengefaßt sind – die ideale Anzahl wäre etwa acht Teilnehmer.

Es muß jedoch vorausgesetzt werden, daß der Lehrer über hinreichende Erfahrung verfügt, um die Mitglieder der Gruppe ständig überschauen und erfassen zu können. Der Gruppenunterricht, gegebenenfalls mit Einzelstunden und Behandlungen ergänzt, ist im allgemeinen dem Einzelunterricht vorzuziehen. Gewiß können infolge der vielseitigen und tiefgreifenden Möglichkeiten der Eutonie-Behandlungen rasche Resultate und Wirkungen herbeigeführt werden. Doch ist dies nicht immer wünschenswert, denn der Schüler ist anfangs selten fähig, die dadurch entstandenen Veränderungen seines Körperempfindens bewußt in sein Körperbild zu integrieren. Dies jedoch ist die unbedingte Voraussetzung, wenn die Wirkung der Therapie dauerhaft sein soll. Denn sonst läuft der Schüler Gefahr, anstatt zur inneren Selbständigkeit zu gelangen, von der Hilfe des Lehrers abhängig zu werden. Erst auf einer fortgeschrittenen Stufe wird die Fähigkeit entwickelt, die Vorgänge und Reaktionen im eigenen Körper bewußt zu verfolgen. So werden z. B. bei passiven Bewegungen (der Lehrer bewegt den Körper des motorisch inaktiven, aber aufmerksamen Schülers) Erfahrungen vermittelt, die das Körperbild wesentlich bereichern, aber durch eigene aktive Bewegungen nicht zu erlangen sind. Zudem ist es in den letzten zehn Jahren gelungen, selbst bei schweren Krankheiten allein durch Gruppenunterricht befriedigende Resultate zu erzielen, die früher nur durch Einzelbehandlungen zu erreichen waren.

Während der Gruppenarbeit hat der Lehrer die Möglichkeit, gehemmte Schüler zu beobachten und unmerklich so lange zu leiten, bis ihre eigene Initiative geweckt ist und sie zum eigenen Üben zu Hause fähig werden. Korrekturen am einzelnen sind besonders im Anfang zu vermeiden. Der Lehrer beobachtet die Reaktionen der Schüler. Nach den Informationen, die er hierbei gewinnt, wandelt er das Arbeitsthema so lange nach immer neuen Gesichtspunkten ab, bis alle ihre verschiedenen Fehlhaltungen erkennen. Auf diese Art erfahren die Schüler die Vielfalt der Übungen und Aufgaben, was im Einzelunterricht kaum möglich wäre. Insbesondere für die Berufsausbildung ist Einzelunterricht ungeeignet. Die ganze Skala der gegenseitigen Beobachtungsmöglichkeiten in der Gruppe, der nahe Kontakt zu den Mitschülern, deren Entwicklung in die eigene Entwicklung hineinwirkt, vertieft das

Verständnis für andersgeartete Persönlichkeiten und deren Ausdrucksformen. Durch die Beobachtung, wie Körperausdruck und Körperhaltung sich jeweils mit der psychologischen Situation verändern, wie »typische« Bewegungen und Bewegungsklischees sich langsam zu individuellem, unverwechselbarem körperlichem Ausdruck wandeln, bildet sich die Voraussetzung für die späteren Berufsaufgaben.

Die Zusammenarbeit der Schüler in den Bewegungsstudien, in denen es darauf ankommt, den eigenen Tonus, sein Tempo und seinen Rhythmus der Gruppe anzupassen, ohne dabei die eigene Mitte zu verlieren, das Miteinander- und Aneinander-Üben, alles das eröffnet unerwartete Entwicklungsmöglichkeiten, die dem einzeneln allein nicht zugänglich wären.

Eine der wichtigsten Aufgaben der Eutonie-Pädagogik besteht darin, den Schüler zu befähigen, unvoreingenommen die Reaktionen zu beobachten, die sich in seinem Organismus abspielen. Er muß z. B. bei der Berührung vor allem unterscheiden lernen zwischen realen und nur vorgestellten Empfindungen, die mit dem tatsächlichen Zustand des Organismus nicht übereinstimmen. Eine solche irreale Vorstellung führt zu Unordnung der Empfindung und zur Unwahrhaftigkeit. Die angestrebte Identität von Empfindung und Körperrealität wird damit verhindert. Die Anwendung von Fremd- und Autosuggestion sollte vermieden werden. Ebenso sind Methoden wie »Sophrologie« oder »Autogenes Training«, die zwar zu schnellen therapeutischen Erfolgen führen können (und die immerhin der Chemotherapie vorzuziehen sind), aus pädagogischen Gründen zu vermeiden. Denn sie basieren auf der Programmierung des Bewußtseins durch die Vorausnahme des Resultates in der Aufgabenformulierung. Dadurch wird die Beobachtung der wirklichen Vorgänge im Organismus erschwert.

Daß Emotionen wie Angst, Haß, Neid von körperlichen Veränderungen begleitet sind und daß umgekehrt z. B. Angst durch Überspannung des Beckenbodens, der Bauch- und Zwerchfellmuskulatur ausgelöst werden kann, ist bekannt. Daß aber die Beobachtung der Körpervorgänge, besonders wenn sie durch Schulung intensiviert worden ist, meßbare Veränderungen von Puls, Temperatur und Tonus bewirkt, ist für die meisten Schüler eine eindrucksvolle erste Erfahrung. So genügt z. B. die Hinwendung der

Aufmerksamkeit auf einen Fuß, seine verschiedenen Teile, Zehen, Vorderfuß, Mittelfuß, Gelenk, Ferse und Fußsohle, um auch für einen Ungeübten spürbare und meßbare Veränderungen in Zirkulation und Muskeltonus zu erzeugen, die im Vergleich mit dem vorher nicht beobachteten Fuß bei Bewegungen einen deutlichen Unterschied ergeben. Das subjektive Empfinden wird je nach der Tonushöhe des Schülers sehr verschieden sein. Der Hypotoniker wird nach einer solchen Arbeit seinen Fuß leichter, lebendiger erleben, während der Hypertoniker Schwere, ein dritter prickelnde Wärme, ein vierter Kühle empfindet. In einer Gruppe von hundert Teilnehmern werden nur wenige in ihren Empfindungen völlig übereinstimmen. Daß sich bei demselben Schüler zu einem andern Zeitpunkt bei der gleichen Übung entgegengesetzte Resultate ergeben, zeigt, daß bei unvoreingenommener Einstellung die augenblickliche Reaktion immer in Relation zu der Ausgangssituation beurteilt wird, die von verschiedensten Umweltfaktoren wie Luftdruck, Radioaktivität usw. sowie von psychischen Dispositionen abhängig ist. Darum ist keine Reaktionsweise in jedem Fall die einzig richtige.

Solche Erfahrungen sind bestimmend für die Arbeitsweise der Eutonie-Pädagogik und der Eutonie-Therapie. Sie erziehen Lehrer und Schüler gleicherweise dazu, sich nicht auf einmal erfahrene Resultate festzulegen, sondern sie immer erneut auf ihre Echtheit zu überprüfen.

Der Lehrer hat die Aufgabe, die er seinen Schülern stellt, erst in seinem eigenen Körperbewußtsein zu realisieren. Dadurch wird seine Anweisung nie nur eine mechanische Wiederholung im Rahmen eines festgelegten Systems, sondern gegenwärtige Erfahrung. Auch wird er möglichst vermeiden, eine Aufgabe zu demonstrieren; denn er will die Schüler nicht zu Imitation anleiten, sondern dazu, Gesetzmäßigkeiten aus eigener Erfahrung zu erkennen, so z. B. die Gesetzmäßigkeit der Tonusveränderungen, des Transportreflexes oder des gezielten Krafteinsatzes. Durch immer neue Aufgabenstellungen ermöglicht der Lehrer dem Schüler, diese Gesetze in sich zu entdecken und sie in verschiedensten Konstellationen zu überprüfen. So werden durch verfeinerte Beobachtungen der wechselnden Situationen immer tiefere Einsichten in die psycho-somatische Ganzheit möglich.

Die Anweisungen, die dazu dienen, jeden seine eigene Realität finden zu lassen, sollen deutlich, aber ohne suggestiven Tonfall gegeben werden. So wird z. B. vom Körpergewicht und nicht von Schwere oder Leichtigkeit des Körpers geredet, von Temperatur und nicht von Wärme oder Kühle.

Die Ausgangssituation für die praktische Arbeit kann verschiedenartig sein, je nachdem, ob es sich um Berufsausbildung oder um Gruppen handelt, die aus beruflichen Schwierigkeiten heraus bessere Kenntnisse ihrer Körperfunktionen anstreben (Musiker, die technische oder rhythmische Schwierigkeiten haben, Schauspieler mit Lampenfieber, Tänzer und Sportler mit überanstrengten Muskeln und Gelenken), oder ob es kranke Menschen sind, die viele andere Wege versucht haben, bevor sie von der Eutonie Hilfe für ihre Beschwerden erhoffen. Andere suchen durch die Eutonie ihre Persönlichkeit zu entwickeln, ihre Erlebnisfähigkeit zu vertiefen, ihre Kreativität zu aktivieren und ihr Bewußtsein zu erweitern.

Grundlegend für alle Arbeit ist die Erfahrung, daß jegliche Art von Vorstellung und selbst abstrakte Gedanken den gesamten Organismus real verändern. Selbst gedachte Formen wie z. B. gerade Linien, Wellen oder Zickzacklinien, Kreis, Dreieck oder der Richtungswechsel einer gedachten Linie, denen wir gewohnt sind, weil »bloß gedacht«, keine leibhafte Wirkung zuzugestehen, führen zu tastbaren und meßbaren Veränderungen in Muskeltonus und Zirkulation.

Diese Erkenntnis muß im Laufe der Ausbildung an immer neuen Beispielen vertieft werden.

Bei der Bewußtmachung der Haut als eines Organs, das unsere gesamte Körperform umgrenzt, erfährt der Schüler, daß die Haut nicht nur unsere Temperatur reguliert, sondern die bioelektrischen Vorgänge des Körpers mit ihrem Einfluß auf sensitive, neurovegetative und motorische Vorgänge reguliert. Außerdem vermittelt die Haut den Kontakt mit der Umwelt, mit der Erde und dem uns umgebenden Raum, mit Pflanzen und Tieren, mit allen Gegenständen wie Arbeitsgeräten und Musikinstrumenten und nicht zuletzt mit den Mitmenschen. Wenn man die spontanen psychophysischen Veränderungen der Schüler beobachtet, sobald sie dieses Hautbewußtsein entwickelt haben, kann man ermessen, welche wesentlichen Faktoren für die Entwicklung der Persönlichkeit in der Erziehung der westlichen Kulturen vernachlässigt worden sind.

Wir können in dieser Hinsicht von den Eskimos, den Indianern und Indern lernen, die im Wissen um diese Zusammenhänge ihre Kinder in den ersten Lebensjahren in direktem Körperkontakt mit der Mutter oder den Geschwistern belassen.

In der Arbeit mit Erwachsenen sollte nicht sogleich mit Berührungs- und Kontaktübungen der Schüler untereinander begonnen werden. Denn bei körperlichem Kontakt wird die Übertragung des Muskeltonus und der neurovegetativen Spannungen wesentlich verstärkt. Auf dieser Tatsache ist die Eutonie-Therapie aufgebaut.

In leichten Fällen von Dystonie genügt oft schon die bewußte Berührung des Eutonie-Pädagogen, um sein Spannungsgleichgewicht auf den Schüler zu übertragen. Geschieht diese Berührung aber unter Schülern, die sich noch in einem mehr oder weniger gestörten Spannungszustand befinden, kann zwar für Augenblicke ihre Isolierung im eigenen Ich durchbrochen werden. Der Nachteil hierbei aber ist, daß der Schüler durch solche Berührung seine eigene innere und leibliche Unordnung auf den Anderen überträgt. Daß Mischung verschiedenartiger Unordnung zu Freiheit und Ordnung führen kann, ist ausgeschlossen. Da aber heute die meisten Menschen unfähig sind, solche subtilen Einflüsse und Übertragungen zu registrieren, bleiben sie unbewußt und damit unkontrolliert. Ernsthafte Kenner der modernen Gruppentherapie-Methoden, die auf unmittelbarer Körperberührung basieren, sind sich dieser Gefahr durchaus bewußt. Sie vertreten darum mit Recht die Anschauung, daß auf solche Anfänge einer zwar notwendigen Resensibilisierung die Aufschlüsselung der gewonnenen Erfahrungen durch Psychotherapie folgen sollte.

In jahrzehntelanger Praxis habe ich erfahren, daß die erwünschte Kontaktfähigkeit zu den Mitmenschen sich auch ohne direkten Körperkontakt einstellt, sobald die Tonusregulierung und das neurovegetative Gleichgewicht in Kontaktübungen mit dem Boden, mit dem umgebenden Raum und den Gegenständen des täglichen Lebens erarbeitet ist.

Auf diese Art wird es unnötig, den gestörten Menschen durch Schock zu lösen. Die Eutonie-Pädagogik kann den Schüler durch Bewußtwerdung seiner Fehlhaltung zum Gleichgewicht seiner vitalen Kräfte und zur Entbindung seiner schöpferischen Potenz führen. Dabei erlebt der Schüler, daß der so gewonnene Gleichgewichtszustand auch auf seine Umgebung Einfluß ausübt. Nicht nur, daß sein Familienleben oder sein Arbeitsklima sich harmonisieren, sondern auch, daß Krankheiten seiner Kinder, die als vererbt galten, verschwinden. Denn jeder Mensch beeinflußt unbewußt seine Umgebung durch seine Ausstrahlung. Diese ständige Beeinflussung kann sowohl psychisch wie physisch krank oder gesund machen. Deshalb ist die Wiederherstellung der inneren Ordnung als Abbild der psychophysischen Ganzheit keineswegs individueller Luxus. Im Gegenteil: die personhafte Verantwortung für diese Ordnung, in die auch die Verantwortung für das Gedankenleben und das eigene Unbewußte im Sinne Erich Neumanns mit einbezogen ist, ist die Voraussetzung für realisiertes soziales Verhalten. Denn eine gesellschaftliche Neuordnung, wie sie heute angestrebt wird, kann nicht allein durch äußere Reformen erreicht werden, sondern nur, wenn gleichzeitig sich jeder Einzelne seiner Verantwortung für das sichtbare und unsichtbare Ganze bewußt wird und ihr entsprechend in seinem Leben handelt.

In den Anfängen der Eutonie wurde die Ausbildung des Knochenbewußtseins erst am Ende des Lehrganges in Angriff genommen. Nun aber erweist es sich als notwendig, so früh wie möglich damit zu beginnen. Das Knochenbewußtsein kann dem Menschen eine innere Sicherheit und Widerstandsfähigkeit geben, die für die heutige labile Jugend von größer Bedeutung ist – denn die immer mehr um sich greifende schlaffe Haltung mit ihren Folgeerscheinungen von Bandscheibenschäden, Lumbago und Ischias ist der Ausdruck einer inneren Haltlosigkeit.

Dem Erlebnis dieser inneren Kraft, die den Körper reflektorisch über die Skelettmuskulatur ohne jegliche willkürliche Muskelanstrengung aufrichtet, folgt die Entdeckung einer bisher unbekannten Beweglichkeit des Rückens. Denn durch die reflektorische Aufrichtung wird die äußere dynamische Muskulatur, die sonst in der gesamten körperlichen Erziehung als Haltungsmuskulatur verwendet wird, für die Bewegung frei. Tastet man die Rückenmuskeln eines Kindes ab, das sich selbständig, ohne ungeduldige Aufforderung der Erwachsenen, im richtigen Augenblick aufrichtet, wird man entdecken, daß außer dem Quadratus lumborum, dem

Muskel, der den oberen Beckenrand mit den unteren Rippen verbindet, keine Rückenmuskelarbeit zu tasten ist, daß also nur die innere Skelettmuskulatur an der reflektorischen Aufrichtung beteiligt ist.

Diese Entdeckung ist nicht nur für die allgemeine Körperbildung durch Gymnastik, Tanz und Sport, sondern auch für die Therapie von großer Wichtigkeit.

Die reflektorische Streckung der Skelettmuskulatur kann nicht nur von den Füßen, sondern von jeder beliebigen Stelle des Körpers bewußt ausgelöst werden. Diesen proprioceptiven Reflex habe ich als »Transportreflex« bezeichnet, um den Unterschied zum unbewußten und zum pathologischen Streckreflex (Spasmus) zu betonen.

Erst wenn alle seine Auswirkungen in den verschiedensten Körperlagen, Haltungen und Bewegungen, in Lauf und Sprung durchexperimentiert worden sind, kann mit der Bewußtmachung der exakten Knochenformen begonnen werden. Dabei wird man entdecken, daß dieses Bewußtwerden einen regulierenden Einfluß auf den Tonus all jener Muskeln ausübt, die mit dem vom Bewußtsein durchdrungenen Knochen in Verbindung stehen.

Die Stärkung des Ichbewußtseins, die sich durch die Entwicklung des Knochenbewußtseins und der damit verbundenen Lösung der Muskulatur ergibt, ist eine hilfreiche Vorbereitung für die Auflösung emotionaler Spannungen in der Tiefe des Unbewußten. Solche Spannungen manifestieren sich in Beckenboden-, Zwerchfell-, Zwischenrippen-, Schultergürtel- und Armmuskulatur.

Die Bewußtmachung des gesamten Knochensystems, der Zweckmäßigkeit und Schönheit seiner Formen mit all seinen Bewegungsmöglichkeiten wird von der Fußwölbung aus begonnen. Sie geht über Schien- und Wadenbein und das Kniegelenk zum Oberschenkelknochen, Oberschenkelhals und -kopf zum Hüftgelenk, dem Beckenring mit den Sitzbeinhöckern – von denen der Transportreflex beim Sitzen ausgelöst wird, zum kleinen Becken, dem oberen Teil des Kreuzbeins bis zum fünften Lendenwirbelkörper. Dieser trägt die Aufrichtung durch die gesamte Wirbelsäule bis zum Atlas weiter. Jede Wirbelgruppe wird mit ihrer speziellen Form der Wirbelkörper, der Wirbelringe und der Richtungen der Quer- und Dornfortsätze auch im Hinblick auf ihre spezielle Wirkung in den entsprechenden Segmenten des Organismus beobachtet, bevor sie in das Gesamt-Knochenbewußtsein integriert wird. Immer wieder ist feststellbar, daß unbewußte oder halbbewußte falsche Körperbildvorstellungen, besonders in bezug auf Knochen und Gelenke, die Körperfunktionen beeinträchtigen. Wie viele Bewegungshemmungen, Rückenschäden und Hüftarthrosen könnten vermieden werden, wenn der Gymnastiklehrer anstatt eines nur intellektuellen anatomischen Wissens über ein wirkliches Bewußtsein seiner Hüftgelenke und seiner Wirbelsäule verfügen würde. Am Körperbildtest kann man immer wieder feststellen, daß selbst Mediziner oft genug keine korrekten Vorstellungen z. B. des Rippenverlaufes oder des Brustbeins am lebendigen Organismus besitzen. Durch das Bewußtwerden solcher Fehlvorstellungen werden die Haltung und die unbewußte Atmung deutlich verbessert.

Das Bewußtwerden der verschiedenen Knochenqualitäten, ihrer Porosität, vor allem aber das Bewußtmachen des Knochenmarks, sind weitere Stufen, die zur Erfahrung der ursprünglichen Vitalkraft führen. Bei all diesen Bewußtseinsformen des Körperinnenraumes, der tiefliegenden Muskulatur, der Zirkulation wie beim Organ- und Knochenbewußtsein handelt es sich weder um verschwommene Vorstellungen noch um pseudomystische Empfindungen, sondern um eine durch stetiges Üben verfeinerte Tiefensensibilität.

Oft leuchtet erst nach Jahren das einst dem Schüler mühsam bewußt Gewordene plötzlich in seiner Fülle auf, zumeist gerade dann, wenn er nicht mehr daran denkt oder sich nicht darum müht.

Die tiefgehenden Veränderungen, die durch die Durchdringung des Körpers mit Bewußtseinskräften in der ganzen Persönlichkeit vor sich gehen, lassen ahnen, welche Entwicklungsmöglichkeiten des Menschen in Zukunft noch der Erschließung harren.

Hat von zwei sich nahestehenden Menschen der eine diese Arbeit an sich begonnen, dann empfindet der andere bald die Notwendigkeit, ihm zu folgen, wenn die Basis für eine gegenseitige Verständigung erhalten bleiben soll.

Ebenso wird durch die Durchdringung des Körpers mit Bewußtseinskräften unwillkürlich auch das Verhältnis zur Sexualität ver-

42

ändert. Denn die vertiefte Erlebnis- und Kontaktfähigkeit ermöglicht ein neues körperliches und geistiges Einswerden mit dem Anderen. Dieses wohl intensivste Erlebnis, dessen der Mensch fähig ist, gibt eine so tiefe Befreiung und innere Ruhe, wie sie durch von der Gesamtpersönlichkeit abgetrennte sexuelle Erlebnisse nicht erlangt werden können.

Die Bewußtwerdung von vorher Unbewußtem, die anfangs nur in der Übungssituation erreichbar ist, entwickelt sich langsam zu einer neuen Fähigkeit. Sie ist dann nicht nur im innern Bereich, sondern bei aller äußeren praktischen Arbeit, im künstlerischen Tun und in der Therapie jederzeit verfügbar.

Die eutonische Bewegungsschulung erfordert immer erneute Übung der auf den verschiedensten Stufen des Ausbildungsweges gewonnenen Erweiterung und Klarheit des Bewußtseins. Wir beginnen mit den verschiedenen Möglichkeiten des Sichstreckens, mit wechselnder Bodenberührung, dem Spiel mit dem Transportreflex, wobei jedoch das in der Ruhelage bewußte Erleben des Körperinnenraums, der Knochen, der Organe, aber auch des ungehinderten Atems und der Zirkulation bewahrt werden sollte. Es folgen jene Bewegungen, die den Raum zwischen Oberkörper, Unterkörper und Gliedmaßen einbeziehen, bis zu jener freien Bewegungsentfaltung im Raum, entweder allein, mit einem Partner oder in einer Gruppe, die die Erfahrungen aller vorangehenden Stufen mit einschließen.

Bei der Bemühung, einen Bewegungsimpuls trotz auftretender Schwierigkeiten konsequent im Raum weiterzuführen, werden die Schüler sich ihrer Bewegungsfixierungen und ihrer typischen Bewegungen bewußt. Solche Fixierungen können Ausdruck von noch bestehenden psychischen Belastungen oder Relikte von psychisch bereits überwundenen Entwicklungsstufen sein. Es kann sich aber auch um Imitationen von verehrten Persönlichkeiten sowie von Modehaltungen oder von Bewegungsstilen verschiedener gymnastischer oder tänzerischer Schulen handeln, z. B. von klassischem Ballett, Jazzballett, modernem Tanz etc. Je perfekter ein solcher Stil beherrscht wird, desto schwieriger ist es, zu erkennen, wie sehr die eigene Ausdrucksfähigkeit dabei verkümmert ist.

Schon während meiner Studienzeit fiel mir bei den vielen Gymnastiker- und Tänzerkongressen auf, daß nur äußerst selten ein

Schüler mit eigenem Bewegungsausdruck zu sehen war, obgleich »die Befreiung der Persönlichkeit durch Bewegung« auf aller Programm stand. Ganz im Gegenteil waren schon von weitem auf der Straße alle deutlich als Mitglieder ihrer speziellen Gruppe zu erkennen.

Daß große Künstlerpersönlichkeiten wie z. B. Mary Wigman oder Rudolf von Laban ihre Gruppen prägten, um ihre eigenen Tanzschöpfungen ins Werk zu setzen, ergibt sich notwendigerweise aus dem künstlerischen Schaffensprozeß. Im Gegensatz hierzu muß in der Bewegungspädagogik aber vor allem Platz sein für die Entwicklung des persönlichen Ausdrucks des Schülers.

Auch bei Erarbeitung der körpergegebenen Gesetzmäßigkeiten sollten diese erst im eigenen Rhythmus erlebt und erprobt werden, bevor der einzelne, ohne seine Individualität zu verlieren, sich einem gegebenen Rhythmus einfügen kann. In der Eutonie habe ich versucht, einen Weg zu finden, der jedem Schüler erlaubt, seine eigenen Bewegungs- und Ausdrucksmöglichkeiten zu entdecken und gleichzeitig durch die bewußte Einbeziehung der Tonusregulierung und Tonusanpassung seine künstlerischen und sozialen Fähigkeiten zu entwickeln.

Die Ausbildung beginnt daher nicht mit Ausdrucksübungen, sondern baut auf einfachen Bewegungsfunktionen der Gelenke und dem jeweils erreichten Bewußtsein des ganzen Körpers auf. Dies geschieht ohne Vorbild, ohne Angabe von Tempo, Rhythmus oder Form, ohne stimulierende Musik oder Schlagzeugbegleitung: Jeder Schüler experimentiert mit der Vielfalt seiner Möglichkeiten. Solch einfache Übungen legen bei manchen Schülern schon bald ihnen selber überraschende Bewegungsphantasien frei, bei andern kann es Monate dauern, bis sie sich von traditionellen Vorbildern befreien und Mut zu ihrer eigenen Bewegungsart zu finden vermögen.

Durch die gegenseitige Beobachtung der Schüler erfährt die Gruppe, daß bei diesem Experimentieren jeder Schüler ein entsprechendes Bild seiner psychischen Situation darstellt. Die einander Beobachtenden lernen die Bewegungen ihrer Mitschüler am eigenen Körper nachzuspüren. Sie vermögen immer deutlicher festzustellen, bei wem und in welchem Maß echtes Körperbewußtsein vorhanden ist und wo es fehlt. Auf diese Weise nehmen sie auch teil

44

an dem beglückenden Erlebnis, wenn es einem der Übenden gelingt, den ganzen Körper mit Bewußtsein zu durchstrahlen.

Ein solches Miterleben der Bewegungsvorgänge der andern bewirkt eine gesammelte Atmosphäre, die Einheit von Ausführenden und Beobachtenden – es ergibt sich eine Präsenz der Gruppe, die man als typisch für den Eutonie-Unterricht bezeichnen kann.

Ist eine Bewegungsaufgabe in all ihren Möglichkeiten durch Improvisation entwickelt worden, werden jene Bewegungsmotive, die dem Schüler die besten und zugänglichsten zu sein scheinen, in wiederholbarer Raum-Form festgehalten. Eine solche gültige Form entsteht keineswegs durch Willkür von außen her. Vielmehr werden die in den Improvisationen bereits keimhaft enthaltenen Formelemente gleichsam herausmodelliert, so daß sie als Zeugnis der erreichten Stufe in Erscheinung treten. Bei den dazu notwendigen Wiederholungen darf die Wachheit und Präsenz des Übenden nicht nachlassen.

Die zur Herausarbeitung der Form notwendige Disziplin kann anfangs schwerfallen und unter Umständen vorübergehend als Einengung des Sichentfaltens empfunden werden. Sie führt aber zu einer neuen und wesentlichen Stufe: zur Objektivierung der persönlichen Situation – ein wichtiger Schritt auf dem Weg der Selbsterkenntnis und -findung. Darum ist die Bemühung um die Form nicht nur eine Intention im Dienst des Künstlerischen, sondern vor allem von Bedeutung für die Allgemeinpädagogik. Beim gegenseitigen Beurteilen der gefundenen Lösungen werden die Grundlagen der Raumaufteilung, die Harmonie von Inhalt und Form usw. erörtert. Hierbei sollte man nicht ausschließlich künstlerische Maßstäbe anwenden, um niemanden von vornherein zu entmutigen, da erfahrungsgemäß die Gestaltungsfähigkeit der Schüler im Laufe der Ausbildung sich oft unvorhersehbar entwickelt.

Damit neben den eigenen Bewegungsgestaltungen auch die Fähigkeit, nicht selbstgefundene Bewegungsformen erlebt zu interpretieren, entwickelt wird, werden besonders geglückte Einzelstudien auch von der ganzen Gruppe erarbeitet. Dabei entdeckt jeder neue Schwierigkeiten, von denen er vorher nichts wußte, da der einzelne innerhalb der eigenen Studien seine größten Schwächen unbewußt zu überspielen versucht.

Um aber zu vermeiden, daß Schüler, die nur schwaches Ausdrucksvermögen besitzen, in Bewegungsklischees verfallen oder unter dem für sie übermäßigen Druck einer Aufgabe sich in Gefühlsintensitäten hineinsteigern, für die keine Deckung in ihrem Wesen vorhanden ist, werden Themen emotionellen Inhaltes nur dann als Aufgabe gestellt, wenn sie einem klar umschriebenen therapeutischen Zweck dienen. Sonst aber wartet man, bis sich beim einzelnen ein wirkliches Ausdrucksbedürfnis zeigt. Hingegen wird auf die Harmonisierung des Psycho-Tonus, der labilen Grundspannung im menschlichen Organismus, in der sich die ganze Skala der menschlichen Empfindung ausdrückt, großer Wert gelegt. Bekanntlich wird in der Musiktherapie und -erziehung die Harmonisierung und freie Beweglichkeit des Tonus auf unbewußte Weise durch Einwirkung der Musik zu erreichen gesucht. In der Eutonie-Therapie hingegen wird mit dem Bewußtmachen und Lösen von Tonusfixierungen begonnen – denn diese sind zumeist der körperliche Ausdruck psychischer Hemmungen und Traumen, welche den ursprünglichen Körperrhythmus stören und dadurch das wahre Wesen verdecken.

Ist auf diese Weise der eigene Tonus normalisiert, folgt die bewußte Tonusanpassung an größere Variationen, als sie im eigenen Temperament gegeben sind. Diese Fähigkeit ist bei einem Teil der Menschen ausgeprägt, bei andern ist sie verkümmert und muß erst wieder entwickelt werden. In der künstlerischen Tätigkeit hat man von jeher mit der Fähigkeit der willentlichen Tonusanpassung gearbeitet. Wenn ein Schauspieler sich in eine darzustellende Rolle einlebt, sie nicht nur mit äußeren Gesten, sondern mit innerem Erfassen in Haltung, Bewegung und Stimme nachschafft, geschieht dies vorwiegend über eine Veränderung seines eigenen Tonus. Der Dirigent, der Musiker muß mit seinem ganzen Körper die Grundspannung der zu interpretierenden Musik bis in die feinsten Nuancen der Phrasierung mitvollziehen, wenn er seine Zuhörer mitreißen, d. h. zum Mitschwingen befähigen will.

Die befreiende und heilende Wirkung aller großen künstlerischen Erlebnisse, die durch die griechischen Dramen bewirkte Katharsis oder die Heilung durch Musik (z. B. Davids Spiel vor Saul) beruhen auf der Durchbrechung der Persönlichkeitsisolierung, die sich in einem starren, fixierten Körpertonus manifestiert.

Aber auch jedes soziale Empfinden, das Mitfühlen und Mitleiden mit dem andern ist im Gegensatz zur intellektuellen Anteilnahme am Geist und an der Gesinnung einer Gruppe von entsprechenden Tonusveränderungen abhängig. In den verschiedenen Ausbildungsgruppen ist immer wieder die Bedeutung der Tonusanpassung der vielfältigen Temperamente und Nationalitäten festzustellen. Daß Nord- und Südamerikaner, Belgier, Deutsche, Franzosen, Isländer und Schweizer sich zu einem gemeinsamen Gruppentonus zusammenfinden können, hat eine bedeutende Wirkung auf die individuelle und soziale Entwicklung eines jeden Schülers. Als Folge dieser Einsichten und Erfahrungen ist die Tonusregulierung und Anpassung von zentraler Bedeutung in der Eutonie. Wenn durch bewußte Arbeit mit dem Körper der Tonus wieder flexibel geworden ist, gewinnt der Schüler vertiefte Erlebnisfähigkeit und den Zugang zu seinen schöpferischen Kräften. Die so gefundene Tonusharmonie führt zudem zu einem den Bedingungen der Gemeinschaft entsprechenden sozialen Verhalten und über den Weg der Individuation zur Reifung der Persönlichkeit. Dieser Reifung, die bei ungestörter Entwicklung sich als Frucht des Gehorsams gegen die leibliche und geistige Rangordnung des Lebens wie von selbst einstellen kann, wird allerdings heute durch ein Übermaß auflösender und aufreizender Kräfte entgegengearbeitet. So durch die Drogen, die eine erhoffte Bewußtseinserweiterung nur vortäuschen, in Wirklichkeit aber die Gesamtpersönlichkeit zerstören, oder durch politische Idealprogramme, welche die Lösung quälender Menschheitsprobleme durch materiellen Fortschritt vorgaukeln, oder auch durch bestimmte neue Gruppenbildungen. All diesen Versuchen wohnt eine ähnliche Tendenz inne: nämlich die Verantwortlichkeit des einzelnen zu vermindern und das Entfalten auf die Bestimmung des Menschen hin, im Zusammenspiel der bewußten und der unbewußten Kräfte zur Reifung zu gelangen, zu verhindern. Darum erscheint es dringend notwendig, insbesondere junge Menschen auf die Gefahr des Verlustes der eigenen Identität aufmerksam zu machen.

Noch gefährlicher ist jene Bewegung, die mit vollendeter Reklame- und Organisationstechnik den Menschen Glück und ewigen Frieden verspricht. Durch eine primitive Entspannungs- und Meditationstechnik, die erlaubt, Tausende gleichzuschalten und zu manipulieren, werden geistig suchende Menschen nicht nur finanziell ausgenützt, sondern auch an einer echten Entwicklung gehindert. Hinter der Maske des Weisen, Erleuchteten wird hier einer der gefährlichsten Angriffe auf die westliche Jugend geführt. Die übergroßen Aufgaben unserer Zeit, von deren Lösung unsere Existenz abhängt, verlangen Menschen, die die eigene und die allgemeine Gefährdung bewußt erfassen, die verantwortungsfähig und einsatzbereit sind. Meine Erfahrungen mit Ausbildungsschülern geben mir die Hoffnung, daß die Eutonie-Pädagogik solchen Persönlichkeiten zur Reifung verhelfen kann.

Zusammenfassung

Schon in den ersten Unterrichtsstunden gewinnt der Eutonie-Schüler die Erfahrung, daß jede Veränderung seines Bewußtseins auch eine sowohl spürbare wie meßbare Veränderung in seinem Körper hervorruft, die seinen Allgemeinzustand beeinflussen kann. So erfahren die Schüler:
1. daß die Integrierung bisher dem Bewußtsein entzogener, d. h. noch unbewußter Körperzonen ins Körperbild verdrängte emotionelle Erlebnisse zu Bewußtsein kommen läßt;
2. daß durch bewußte Ordnung körperlicher Funktionen, von Tonus, Atmung, Haltung und Bewegung das gestörte psychische Gleichgewicht wiederhergestellt werden kann;
3. daß alle Arbeit am Körper, sei es »positiv«, d. h. vom richtigen Körperbild ausgehend, sei es »negativ«, d. h. von irrealen Vorstellungen ausgehend, sich immer entsprechend auf das Ganze der Persönlichkeit auswirkt, ob man nun dessen inne wird oder nicht;
4. daß es eine eindeutige Scheidung in »rein geistig« und »nur körperlich« nicht geben kann. Darum gilt es, das den Körper bis in seine innersten Teile durchwirkende Geistige, welches das persönliche und kollektive Unbewußte und zudem alle Stufen vergangener und künftiger Schöpfungsevolutionen mit einschließt, in das Offenbare des Bewußtseins zu heben.
Um schöpferische eutonische Bewegungsformen hervorzubringen, ist daher eine Präsenz erforderlich, die keine geringere geistige Disziplin ist als die einer Meditation. In einer eutonischen Bewegungsstudie muß jedoch die gereifte Form, das Erleben des Körperinnenraumes mit seinem Kraftzentrum in der Wirbelsäule und

der von emotionellen Spannungen befreite, schwingende Atem in der Bewegung, nicht in ruhiger Versenkung zur Darstellung gelangen. Erst im dynamischen Spiel der Bewegung wird die Transparenz des eigenen Körperraumes in seiner lebendigen Beziehung zum ihn umgebenden Außenraum und zum Körperraum der anderen erfahren, wodurch ein neues komplexes Bewußtsein entwickelt wird, das Innen und Außen gleichzeitig umfängt.

3. Eutonie-Therapie

Es ist weder sinnvoll noch möglich, Eutonie-Therapie und Eutonie-Pädagogik voneinander eindeutig zu trennen. Denn die Arbeitsthemen der Therapie sind im wesentlichen dieselben wie die der Eutonie-Pädagogik, nämlich:

1. Normalisierung des Körperbildes durch Bewußtmachung von Oberflächen- und Tiefensensibilität.
2. Regulierung der Zirkulation und der unbewußten Atmung durch Harmonisierung der Sympathicus- und Parasympathicusfunktionen.
3. Bewußtmachung des »Transportreflexes«, d. h. die *bewußte* Anwendung des proprioceptiven Haltungsreflexes als Grundlage für eutonische Haltungs- und Bewegungserziehung.

All dies hat das Ziel, die bewußte Fähigkeit des Spannungsausgleichs und der Regulierung der von außen kommenden Einwirkungen zu ermöglichen und die Kontaktfähigkeit zu entwickeln. Darum werden auch kranke Menschen nicht als Patienten, sondern als Schüler betrachtet und behandelt. In der Eutonie-Therapie unterstützt der Lehrer die Arbeit des Schülers und hilft ihm mit den verschiedensten Techniken, seine Aufmerksamkeit zu wecken oder mit Behandlungen, die z. B. dem Hypertoniker das Erlebnis eines entspannten Zustandes vermitteln, dem Hypotoniker die Leichtigkeit und Lebendigkeit eines höheren Tonus oder dem Asthmatiker ungehinderte Atmung ermöglichen. Auch da, wo der Lehrer zuerst die ganze Arbeit selber leisten muß, gilt es immer, die wache Mitarbeit des Schülers aufzurufen. Nur da, wo ein völliges Nachgebenkönnen erreicht werden soll, läßt man ihn während der Behandlung auch schlafen. Sogar Kleinkinder können kurze Zeit aufmerksam sein; nur wenn ihnen, wie dies oft der Fall ist, zu langes Stilliegen schwerfällt, kann man sie mit Erfolg auch im Schlaf behandeln. Dies gilt nicht nur für Störungen im vegetativen System und für Tonusregulierungen, sondern auch für Behandlungen bei Cerebralparesen, Nachbehandlungen für Poliomyelitis, etc.

Doch wenn sich auch für bestimmte Krankheiten gewisse Formen der Tonusregulierungen oder der Beeinflussung des vegetativen

50

Systems erfahrungsgemäß als besonders wirksam erwiesen haben, gibt man keine festen Behandlungsvorschriften. Außer der speziellen Krankheit hat jeder Schüler seine individuellen Schwierigkeiten. Da die Wirkung der Eutonie-Therapie von der momentanen Ausgangslage des Schülers abhhängig ist, die außer durch psychische und durch Umwelteinflüsse, wie Wetterlage (Radioaktivität) usw., bestimmt wird, können bei demselben Schüler an verschiedenen Tagen ganz verschiedene Arbeitsweisen notwendig werden, die eine Behandlung nach vorher bestimmten Normen nicht möglich machen. Selbst wenn viele Wiederholungen einer bestimmten Behandlungsform notwendig sind, wie z. B. bei der Bewußtmachung des »Transportreflexes« innerhalb der Schulung der Querschnittsgelähmten, müssen immer neue Zugänge gefunden werden, damit die notwendige Präsenz des Schülers erhalten bleibt. Jedes mechanisch wiederholte Üben ist sinnlos.

Alle Behandlungen setzen voraus, daß der Lehrer selber in seinem eigenen Organismus jene Spannungsregulierung beherrscht, zu der er dem Schüler verhelfen will; so wird ein Lehrer, der selber noch an Tonusfixierungen in Zwerchfell und Beckenboden leidet, auch mit der besten Technik schwerlich einem Angstneurotiker zu einer freien unbewußten Atmung verhelfen können. Das bedeutet also: ohne grundlegende Arbeit an sich selber kann keine Eutonie-Therapie erlernt und ausgeübt werden. Es nimmt etwa drei bis vier Jahre in Anspruch, bis die verschiedenen Voraussetzungen dazu erfüllt sind, bis die Fähigkeit, sich in die Fehlspannungen der Schüler einzufühlen und gleichzeitig die von diesem auf den Lehrer übergehenden Störungen auszugleichen, entwickelt ist.

Der Lehrer muß imstande sein, von der ersten Berührung an den Spannungszustand und die Tonusfixierungen im ganzen Organismus des anderen wahrzunehmen. Die Veränderungen in der Atmung, im Pulsschlag, in der Durchblutung, in Augenbewegungen, in Schluckreflexen und Veränderungen der Spannung des Gesichtes, sie alle geben wichtige Aufschlüsse über die Wirkung der Behandlung und bestimmen deren Art und Dauer.

Um die Spannungsunterschiede in Haut, Unterhaut, Muskulatur und Organen zu registrieren, muß die Sensibilität der Hände und Finger besonders entwickelt werden. Bei einigen Behandlungen

51

müssen rechte und linke Hand mit vollständig gleichem Kraft-einsatz arbeiten, bei anderen werden sie dynamisch verschieden verwendet. Wieder andere verlangen eine unabhängige Arbeit der verschiedenen Finger gleichzeitig.

Wie in der Eutonie-Pädagogik erfordert die Therapie-Situation vom Lehrer bei aller Zuwendung eine ausgeglichene, neutrale Haltung und den Respekt vor der Persönlichkeit des Schülers. Er soll ihn nicht mit seinem Können überfluten, noch ihn bemuttern, sondern ihn zur Selbsterkenntnis und Selbsthilfe befähigen. Ein Lehrer, der die Bewunderung und Abhängigkeit der Schüler zu seiner eigenen Bestätigung braucht, ist dafür nicht geeignet.

Die überwiegende Mehrheit der Schüler findet zur Eutonie-Therapie aufgrund psychosomatischer oder neurotischer Beschwerden. Durch Bewußtmachung der Körperoberfläche, durch Kontaktnahme mit der Umwelt, mit dem Boden, mit Geräten etc., die eine Tonusnormalisierung im ganzen Körper zur Folge hat, erleben die meisten sehr bald spürbare Erleichterung ihrer Symptome. Selbst schwere Fälle von Schlaflosigkeit, von Durchblutungs- und Bewegungsstörungen, aber auch Tic- und Phantomschmerzen verschwinden durch die Bewußtmachung der Berührung mit der Körperoberfläche und kehren nicht wieder. In solchen Erfahrungen manifestiert sich die zentrale Bedeutung des Hautorganes für die Ableitung und Harmonisierung der Spannungen des Organismus.

Durch die Kontakttechnik wird diese Wirkung über die Haut-, Bindegewebs- und Reflexzonen, die sich im wesentlichen mit den Headschen Zonen, den Bindegewebszonen nach E. Dicke und den chinesischen Akupunkturpunkten decken, verstärkt. Auch werden bewußt die Berührungsstellen über die Begrenzung der äußersten Haut hinaus »verlängert«, so in den Boden, in Bambusstäbe, Bälle oder während der Behandlung unter Umständen auch in die Hand des Lehrers. Dieser kann die Ableitung je nach Bedarf verstärken. Verlängert der Lehrer die Kontaktstelle nach innen, in den Körperraum des Schülers, entsteht eine Energie-Aufladung, die ein wertvolles Mittel bedeutet z. B. für die Nachbehandlung von Poliomyelitis oder anderen Lähmungen. Kontaktet man auf diese Weise aber einen entzündeten Nerv, steigern sich die Schmerzen rasch ins Unerträgliche. So kann Kontakt nach innen bei Asthmapatienten einen Anfall auslösen, während entsprechende Ableitung zur Beruhigung und Heilung führen kann.

Der Lehrer muß fähig sein, in jedem Fall zu beurteilen, welche Kontaktform angewendet werden muß, um den Spannungsausgleich im Organismus herzustellen.

Wenn auch anfangs die Befreiung von akuten Beschwerden den Schülern am meisten am Herzen liegen mag, so ist doch die Aufgabe des Lehrers, darüber hinaus Verständnis dafür zu wecken, daß die Ursachen ihrer Störungen meistens in einer Folge von eigenen Fehlhaltungen und Fehlreaktionen liegen, die sich in allen ihren Lebensäußerungen ausdrücken, angefangen bei der fixierten Atmung, bei Haltung und Gang bis zu jeder Bewegung des täglichen Lebens, und immer wieder neue Symptome schaffen.

Viele dieser Fehlreaktionen, die in der Spannung der Haut, des Bindegewebes und der Muskulatur ablesbar sind, haben ihren Ursprung in der frühesten Kindheit, z. B. in der mehr oder weniger negativen Kommunikation des Neugeborenen mit der Mutter, die sich sowohl vom ersten Tag nach der Geburt an wie schon pränatal über Tonusimitation und Tonusangleichung vollzieht. Damit übernimmt das Kind alle Spannungen beziehungsweise Fehlspannungen der Mutter oder der stellvertretenden Bezugsperson. Es übernimmt mit dem Atemrhythmus der Mutter auch deren vegetativen Rhythmus, der wiederum den Gesamtstoffwechsel des Kindes beeinflußt. So wird auch der Grund für spätere Sprachstörungen, für Stottern oder Asthma gelegt. Später werden Haltungen und Bewegungen geliebter Eltern oder Lehrerpersönlichkeiten imitiert; die Übernahme einer solchen »typischen Haltung« aber bedeutet: Abweichen von den für das Kind charakteristischen Atem- und Bewegungsrhythmen.

Ebenso schädliche Wirkungen hat der Übereifer der Eltern, die das Kind zu früh zur Reinlichkeit erziehen wollen. Wie die Belastungen der Genitalzonen mit Tabus führen auch die Reinlichkeitstabus oft zu Tonusfixierungen im Darm, in der Dammmuskulatur und im Beckenboden, in der Vagina und im Zwerchfell. Die Folgen sind vielfach Frigidität, Sterilität und Angstneurosen.

Das Verhalten von Eltern, die den Zeitpunkt nicht abwarten können, wo das Kind spürt, daß seine Skelettmuskulatur fähig zur

Aufrichtung ist, die mit dauerndem Aufmuntern zur Aufrichtung die Oberschenkel-, Becken- und Rückenmuskulatur des Kindes überlasten, führt ebenfalls zu Tonusfixierungen und Muskelverkürzungen, die selten wieder ganz zu beheben sind. Erfolgt daraufhin eine gymnastische Schulung, die nicht auf der Grundfunktion des Haltungsreflexes aufbaut, sondern die Rücken- und Bauchmuskulatur stärkt, werden diese Schäden noch vergrößert. Die dynamische Rückenmuskulatur wird zur Haltungsmuskulatur degradiert und damit die freie Beweglichkeit der Wirbelsäule verhindert. Die Leichtigkeit der Aufrichtung verschwindet, das Gewicht der überanstrengten Muskulatur und der inneren Organe drückt nach unten gegen den Oberschenkelkopf und das Hüftgelenk: ein sicherer Weg zur Bildung von Hüftarthrosen.

Ebenso wird ein Kind, das am Mittagstisch mit Löffel und Gabel zu hantieren lernt, aber nicht hoch genug sitzt, um die Oberarme frei herunterhängen und die Unterarme auf der Tischplatte ruhen lassen zu können, von Anfang an zu unzweckmäßigen Bewegungsfunktionen von Armen und Händen mit Hochziehen der Schultern und Ausdrehen der Ellbogen gezwungen. Diese Gewohnheiten werden nicht verbessert, wenn das Kind in der Schule schreiben lernt. Anstelle einer im gesamten Körper erlebten lustbetonten Bewegung, die dann im Arm und später in Hand und Finger und zuletzt aufs Papier übertragen im Auf- und Abschwung der Buchstaben wiedererlebt wird, tritt ein von Übereifer und Angst geprägtes Kritzeln von kleinen Buchstaben. Diese Bewegungen haben nichts mehr mit total erlebter Bewegung zu tun, um so mehr aber, außer den fixierten Spannungen der Schultern, Arme und Hände, mit Atemspannung, Verkrampfung von Zwerchfell, Zwischenrippen- und Rachenmuskulatur. All dies ist Vorbereitung für späteren Schreib- und Spielkrampf.

Es genügt nicht, dem Schüler diese somatopsychologischen Zusammenhänge zu erklären. Die ganze Bedeutung für die Formung seiner Persönlichkeit kann er erst erfassen, wenn er erlebt, wie z. B. durch Sensibilisierung von als Tabu ausgeklammerten Hautzonen Frigidität, männliche und weibliche Sterilität verschwindet. (Diese Erfahrungen wurden ermöglicht durch die Zusammenarbeit mit Dr. med. Richard Hammen, Kopenhagen, der während 25 Jahren Patienten zur Eutonie-Behandlung schickte, bei denen traditionelle Behandlung keinen Erfolg zeitigte (vgl. Richard Hammen, Impaired Fertility in Man, with Special Reference to the Male, London). Entscheidend kann auch die Erfahrung sein, daß durch Lösung von Tonusfixierungen im Beckenboden, im Zwerchfell, in der Zwischenrippenmuskulatur und im Kehlkopf Angstneurosen behoben werden und z. B. der Freude am stimmlichen Ausdruck Platz machen – wie durch Befreiung von Aggressionshemmungen unerwartete Gefühlsqualitäten und schöpferische Impulse ausgelöst werden. Alle diese Spannungen waren einmal beabsichtigte Hemmungen, durch welche unerwünschte Emotionen wie Angst, Furcht vor Einsamkeit oder übermächtige sexuelle Impulse abgeschwächt werden sollten. Allmählich wurden diese durch ständige Wiederholung zu unbewußten Reaktionen, die eine wirkliche Gefühlsintensität unmöglich machten. Werden diese Fixierungen durchbrochen, können manchmal starke Schmerzen auftreten, die ein erstes Zeichen dafür sein können, daß diese Stellen wieder in das Körperbild integriert worden sind. Nicht selten kommt es zu starken Affektausbrüchen, zu heftigem Weinen oder Lachen oder zu stundenlang anhaltender Hyperventilation, bis sich die unbewußte Atmung allmählich normalisiert.

Es können auch spontane Erinnerungen an die eigene Geburt und an Lebenssituationen aus der frühesten Kindheit auftauchen, die Angst, Verlassenheit oder Unsicherheit ausgelöst haben. Diese Erinnerungen tauchen nicht nur als Bilder auf, sondern werden mit der Dynamik und der Totalität aller Sinneseindrücke der ursprünglichen Situation wiedererlebt, doch mit dem gleichzeitigen Wissen: »Hier liegt die Ursache meiner Fehlreaktion.«

Auch bei Psychoanalytikern und Schülern, die eine traditionelle Analyse hinter sich haben, werden Erinnerungen auftauchen, die meist der präverbalen Zeit angehören und in der Analyse noch nicht zur Verfügung standen. Hierbei ist die Beobachtung zu machen, daß die präverbalen Erinnerungen mit viel größerer Leuchtkraft und Globalität der Umwelteindrücke auftreten als diejenigen späterer Zeit, in welcher Erlebnisse verbalisiert werden konnten. Solche Erlebnisse können allerdings auch ohne Therapie beim eigenen Arbeiten bewußt werden. Sie sind immer objektiv als Lösung habitueller Tonusfixierungen zu registrieren.

Aufgrund solcher Erfahrungen bin ich zu der Überzeugung gelangt, daß die spätere Fähigkeit, Konfliktsituationen ohne Gefährdung des psychischen Gleichgewichtes und der vegetativen Funktionen, der Atmung, Zirkulation und des Stoffwechsels zu bestehen, von der Qualität der präverbalen Kommunikation von Berührung, Tonusanpassung und Tonusimitation abhängig ist.

Wie oft konnte ich beobachten, daß Eltern, die ihre Kinder zur Behandlung brachten, durch ihr eigenes gestörtes vegetatives Verhalten für die beim Kind verstärkt auftretenden Schäden selber die Ursache waren, und wie oft haben mir Eltern anvertraut, daß bei ihrem Kind, seitdem sie an ihrem eigenen Spannungsgleichgewicht arbeiten, spontan Beschwerden wie Tic, Stottern oder Asthma verschwunden waren. Der Chef der Kinderabteilung der Kopenhagener Universitätsklinik, Prof. Preben Plum, schickte oftmals die Mütter zu mir zur Behandlung, wenn das Kleinkind an Magen- oder Darmstörungen erkrankt war. Sobald die Mütter im Spannungsgleichgewicht waren, wurden die Kinder ohne jegliche Behandlung gesund. Eltern und Erzieher sind also nicht nur psychisch, sondern in ihrem ganzen körperlichen Verhalten mitverantwortlich für die Gesundheit der Kinder.

Die Fähigkeit der Tonusanpassung des Kindes bleibt normalerweise im ganzen Leben erhalten. Bei künstlerischen Menschen ist sie besonders ausgeprägt. So ist z. B. die Fähigkeit, den eigenen Tonus anzupassen, die Voraussetzung für ein Miterleben und Interpretieren von Musik. Aber auch die Fähigkeit des sozialen Empfindens, sich in andere hineinversetzen zu können, das Mitfühlen mit den Menschen der Umgebung, beruht auf Tonusimitation. Hingegen mangeln einem Menschen mit starken Tonusfixierungen die Voraussetzungen für realistisch-soziales Empfinden; denn dieses setzt einen flexiblen Tonus voraus.

Wie stark die Aufhebung von Tonusfixierungen sich auf das soziale Verhalten auswirkt, zeigte sich an einer Gruppe von acht Neurose-Patientinnen, die sich alle zu Einzelbehandlungen gemeldet hatten. Angeregt durch die pädagogischen Ideen Rudolf Steiners, gleichartige Temperamente in Gruppen zusammenzufassen, eine Maßnahme, die sich im Kinderunterricht schon oft bewährt hatte, machte ich den Versuch, diese acht Frauen in einer Gruppe zusammenzufassen. Begriffe wie Gruppentherapie waren damals noch nicht bekannt.

Alle protestierten gegen die Zumutung, mit anderen zusammen-zuarbeiten. Erst als ich sie vor die Alternative stellte: entweder Gruppenunterricht oder kein Unterricht, kamen sie zur ersten Stunde, sehr reserviert, ohne ein Wort auszutauschen beim Umkleiden. Jede nahm auf ihrer Bodenmatte Platz, jede ängstlich bedacht, mit ihrer Decke nicht in Berührung mit der Decke der Nachbarin zu kommen. Die erste Stunde verlief, außer meinen Angaben, wortlos. So die zweite und dritte, obgleich der stumme Protest langsam schwächer wurde. In der vierten Stunde machte ich einen Versuch: je zwei sollten einen Stock an einem Ende anfassen. Das Bild, das sich darbot werde ich nie vergessen. Der größte Choreograph hätte nicht eindrucksvoller den Widerwillen gegen den Kontakt mit dem anderen interpretieren können, als diese vier Gruppen. Trotzdem war der Bann gebrochen. Alle erklärten, wie unangenehm eine solche Übung wäre. Von da an kam langsam ein Gespräch zwischen ihnen zustande, das sich im Lauf der Monate zu einer Art Gruppenanalyse entwickelte, bei der ich fast ausschließlich Zuhörer war. Nur gelegentlich wurde ich um meine Meinung gefragt. Sie rollten alle ihre persönlichen Probleme auf, diskutierten den Einfluß der Eutonie auf ihr Eheleben, auf Familie und Kindererziehung, kurz, sie erlebten sich als eine Gruppe, die auch außerhalb der Unterrichtsstunden in Verbindung war. Bei gelegentlichem Hospitieren in anderen Kursen der Schule kritisierten sie stark den dort fehlenden Gruppenkontakt. Diese Gruppe hatte Anfang Oktober begonnen; Mitte Februar, es war 1947, einer der Eiswinter in Dänemark, konnte in den meisten Häusern nicht mehr geheizt werden. Es war eine Selbstverständlichkeit, daß diejenigen, die noch heizen konnten, die anderen zu wochenlangem Wohnen bei sich einluden; eine Frau nahm sogar ein Kleinkind einer anderen fast ein Jahr lang in Pflege. Diese Gruppe kam noch jahrelang zur wöchentlichen Stunde. Sie entdeckten immer neue Anwendungen der Eutonie im täglichen Leben wie in der Kindererziehung. Ihre eigenen Neurosen waren und blieben verschwunden.

Nicht in allen Fällen ist eine vollständige Wiederherstellung der naturgegebenen Kontaktfähigkeit möglich. Ist das Kind in den ersten Jahren seiner Entwicklung stark gehemmt worden, sei es durch vollständige Entbehrung körperlichen Kontaktes, durch Lieblosigkeit oder Vernachlässigung von seiten der Eltern, die andere Geschwister bevorzugten oder das Kind zufälligen Haushilfen überließen, so daß es anstatt Kontaktfreude Mißtrauen gegen die Umwelt empfand, können oft noch so positive spätere Erfahrungen diese Grundeinstellung nicht verändern. Zwar kann man durch Verständnis der Zusammenhänge und Befreiung von Symptomen Erleichterung schaffen, aber die spontane Kontaktfähigkeit wird sich selten wieder einstellen. Der norwegische Psychiater Braathoj, der sich als einer der ersten mit diesen Problemen in seinem Buch »de nervøses Sind« auseinandersetzte, spricht in solchen Fällen von Traumatisierung dritten Grades, ähnlich der Einteilung, die man bei Verbrennungen anwendet.

Ganz andere Aufgaben ergeben sich bei der Arbeit mit gehirngeschädigten Kindern. Hier müssen alle pädagogischen Fähigkeiten und viel Erfindungsgabe aufgeboten werden, um das Üben in immer neue Formen zu kleiden, die dem Interesse des Kindes angepaßt sind. Auch hier ist die bewußte Hinwendung auf die Berührung grundlegend. Sie gibt durch die damit erzielte Tonusregulierung sofort sichtbare Resultate. Je nach Alter des Kindes kann auch gleich mit eigenem Üben, mit der Berührung mit dem Boden in allen möglichen Lagen, in allen möglichen Arm- und Beinstellungen begonnen werden. Mit den Händen und Fingern Unterlagen berühren und ihre verschiedene Qualität, die Verschiedenheit von Wolldecken, Teppich oder Holzboden spüren, immer mit dem ganzen Körper, Bälle, Stöcke, Holzstöcke, Kugeln usw. abtasten. Der Lehrer kontrolliert, ob die Aufmerksamkeit wach und gezielt ist. Vor allem gilt es, den ganzen Kopf, die Kopfhaut, Haare, Ohren, Augen, Nase, Mund, Lippen, Zunge und den ganzen Mund- und Rachenraum spüren zu können: als Tonusregulierung im gesamten Körper, aber auch als wichtige Grundlage für alle Sprechübungen. Dieses mehr und mehr entwickelte Hautbewußtsein sollte immer neu geübt werden, bis es selbstverständlich ist, erst im Liegen, dann im Sitzen und Stehen, unterstützt durch die Hautberührung mit den Kleidern.

Die Anwendungen der eutonischen Bewegung auf den bewußten Kontakt in den Raum hinaus, die »Verlängerungen«, sind besonders wesentlich für den Athetotiker durch ihren Einfluß auf die

Tonusregulierung und das harmonische Zusammenwirken der Synergisten. Für alle, nicht nur für diejenigen, bei denen die Aufrichtung bisher unmöglich war, ist die Bewußtmachung des »Transportreflexes« von größter Bedeutung. Bei letzterem hängt der ganze Erfolg der Arbeit von der Fähigkeit des Lehrers ab, die reflexauslösenden Stimuli, wie leichte Vibrationen und Druck, präzis zu geben und nuanciert zu dosieren. Die Vorarbeit dazu kann unter Umständen während des Schlafs der Kinder versucht werden, um eine ungestörte Arbeit des Lehrers zu garantieren. Der Transport vom Hüftgelenk durch das kleine Becken gegen den fünften Lendenwirbel durch die ganze Wirbelsäule bis zum Atlas muß vom Lehrer klar bewußt gespürt und geführt werden. Erst mit Widerstand von den Sitzbeinhöckern, dann vom Trochanter (obere, äußere Kante des Oberschenkelknochens) aus, dann von den Knien und zuletzt von den Füßen, rechts und links allein und auf beiden Seiten gleichzeitig, bis der Transport von beiden Fußsohlen bis zum Kopf stabil bleibt, auch bei rhythmischem Wechsel der Impulse.

Die Kinder strahlen bei der Übung dieses »Transportes«, und sogar bei debilen Kindern kann man ein spontanes Aufleuchten in den Augen beobachten, wenn der Reflex zustande kommt. Von diesem Zeitpunkt an bemerken auch Freunde, daß das Kind wacher, lebendiger und aufnahmefähiger geworden ist. Bei dieser Arbeit erlebt man, daß die Aufrichtung nicht nur ein körperlicher Vorgang ist, sondern daß dieses »Auf-eigenen-Füßen-Stehen« ein wesentlicher menschlicher Entwicklungsschritt zum Selbstbewußtsein ist.

Das erste Wort, das ein schwer spastischer fünfjähriger Junge sprechen konnte, während er sich zum erstenmal allein am Bettpfosten aufrichtete, war »ka selv« (kann selbst). Dieser Junge war in der Kinderklinik des Rigshospitals nach einem Jahr Untersuchung als vollständig bildungsunfähig erklärt worden. Er sollte in eine Pflegeabteilung überführt werden. Da er aber trotz seines gänzlich hilflosen Zustandes etwas in seinem Blick hatte, was mich von seiner Bildungsfähigkeit überzeugte, erlaubte man mir, einen Versuch mit ihm zu machen. Nach drei Monaten war er fähig, zu sitzen, allein zu essen und zu trinken. Es hat mich wochenlang täglich viele Stunden gekostet, ihn dahin zu bringen, die Lippen zu fühlen und zu schließen. Nach sechs Monaten war er geistig so weit, daß er dem Schulunterricht im Hospital folgen konnte. Die Bewegungserfolge hatte man erst einer gleichzeitig angesetzten Spritzenkur mit »Curare« zugeschrieben. Später stellte sich heraus, daß »Curare« keinerlei Wirkung auf die Spastizität hat, so daß die Erfolge allein der Eutonie-Arbeit zuzuschreiben sind. Der Vater, der die Verwandlung seines Kindes mit großem Interesse verfolgte, ergriff daraufhin die Initiative zur Gründung der ersten Spastikervereinigung in Dänemark.

Außer der Arbeit mit Spastikern waren besonders die Resultate mit Asthmakindern interessant. Die Tatsache, daß schon kleine, dreijährige Kinder lernten, wie sie selber durch Übungen ihre Anfälle vermeiden konnten, spielte eine wesentliche Rolle für ihre psychische Stabilisierung. Diese Versuche führten zu einer mehrjährigen Zusammenarbeit mit der Asthmaklinik des Rigshospitals, die uns Kinder, die nicht auf medizinische Behandlung ansprachen, als Übungsfälle für die Ausbildungsschüler zuwiesen. 50% dieser Fälle wurde ganz symptomfrei. Die restlichen 50% gebessert, aber gelegentlich rückfällig.

Bei dieser zweiten Gruppe machte ich die Beobachtung, daß mehrere Kinder sich nach der wöchentlichen Kontrolle in der Asthmaklinik verschlechterten. Daraufhin ging ich mehrere Male mit ihnen in den großen Warteraum der Ambulanz, wo 40 bis 50 Asthmakinder oft stundenlang zusammen saßen. Jeder, der Asthmatiker behandelt hat, weiß, welch starken Einfluß jede erschwerte Atmung auf die Umgebung hat und daß der Therapeut unfähig ist zu helfen, wenn er nicht seine eigene Atmung und die Spannungsbalance im Zwerchfell und Beckenboden ständig regulieren kann. Da diese Tonus- und Atemrhythmusimitation schon bei gesunden Kindern im allgemeinen größer ist als bei Erwachsenen, war es keine Überraschung zu konstatieren, daß nach der langen Wartezeit zusammen mit den anderen sehr kranken Asthmakindern bei unseren Schülern eine bedeutend verschlechterte Atmung zu beobachten war [1].

---

[1] Ich bin Prof. Preben Plum zu großem Dank verpflichtet, daß er mir und meinen Schülern auf seiner Abteilung die Möglichkeit gab, von 1945 bis 1950 in täglicher Arbeit die Wirkung der Eutonie an kranken Kindern zu beobachten – trotz großer Schwierigkeiten von seiten seiner Kollegen und von seiten der Physiotherapeuten.

In langjähriger Zusammenarbeit mit Sprachpädagogen des staatlichen Sprachpädagogischen Institutes in Kopenhagen hatte ich Gelegenheit, mit Kindern und Jugendlichen mit den verschiedensten Vorgeschichten zu arbeiten, bei denen allgemeine Entspannungsübungen keinen Erfolg gehabt hatten. In Fällen, in denen keine akute Konfliktsituation bestand, kam es oft zu überraschend schnellen, dauerhaften Erfolgen, allein durch Spannungsregulierung des vegetativen Systems. So wurde ein elfjähriger Junge aus der Provinz mit schwerem Stottern von seiner Sprachlehrerin in den Herbstferien zur Behandlung geschickt, bei dem bis dahin alle Bemühungen erfolglos geblieben waren.

Er reiste am Ende der Woche nach sechs Behandlungen, die ich spät abends vor dem Einschlafen gab, zurück, gelöst und fröhlich, ohne zu stottern. Wir hatten kein Wort über sein Leiden gewechselt. Ein Rückfall trat nicht auf, wie eine Nachfrage ein Jahr später ergab.

Anders sind die Probleme in der Arbeit mit Unfallgeschädigten, z. B. mit Querschnittsgelähmten. Nach den ersten, meistens schnell erreichten Regulierungen der Durchblutungsstörungen, die sich auch günstig auf Nieren-, Blasen- und Darmfunktionen auswirken, ist das Problem der Resensibilisierung nicht schwierig, sondern die Zweifel des Patienten:»Kann es sich lohnen, Zeit und Kraft zu opfern, wo doch die Ärzte versichern, daß niemals eine Änderung der Bewegungssituation möglich ist?« Mein erster Patient, ein 17jähriger Junge in Mexiko, der zwei Jahre vorher durch Halswirbelbruch total gelähmt worden war, mit teilweiser wiedererworbener Fähigkeit von Hand- und Armbewegung, aber mit vollständig gelähmtem Unterkörper, machte mir das klar. Nach fünf Wochen täglicher Arbeit und Behandlung konnte er im»Standing-Board« angeschnallt seine Knie beugen und durch Abstrekken der Fußsohle gegen den Boden wieder strecken. Als er dies seinen Eltern demonstrierte und ich ihn bat, dasselbe auf Krükken gestützt zu wiederholen, bekam er einen Nervenzusammenbruch. Er rief immer wieder:»Es ist ja nicht wahr, ich kann mich nie wieder bewegen, Ihr bildet mir das nur ein!« Ich hatte nicht gewußt, daß nach seiner Operation ein Psychiater täglich an seinem Bette gesessen und ihm wiederholt hatte, daß er niemals jemandem Glauben schenken dürfe, der ihm helfen wolle, wieder gehen zu können. Daß ihm zwar alle technischen Hilfsmittel zur Verfügung stehen würden, aber keine Hoffnung auf Bewegungsfähigkeit bestünde. Erst als ihm sein behandelnder Professor in Houston bestätigte, daß sein Zustand sich so verbessert habe, daß er Autofahren lernen könne, verstand er, daß er jedenfalls unerwartete Fortschritte gemacht hatte, die er ein Jahr später als Teilnehmer an Sommerkursen in Europa vertiefte. Während der fünf Wochen der Behandlung konnte ich interessante Beobachtungen machen, was die Resensibilisierung der vollständig gelähmten Partien betrifft, die nach der traditionellen Untersuchung gefühllos waren. Jeden Tag reagierte eine andere Stelle der Tiefensensibilität auf kräftigen Druck; jedesmal gefolgt von einer starken Durchblutung. Nach fünf Wochen waren mindestens einmal alle gelähmten Stellen gespürt worden. Im darauf folgenden Sommer, nach der Teilnahme am Gruppenunterricht, nur durch einige Behandlungen unterstützt, reagierte er spontan auf eine unerwartete leise Berührung des Fußes, die er nicht sehen konnte.

Seitdem ist es gelungen, einen jungen Soldaten, der im Militär durch Unfall hundertprozentig Invalid wurde, durch einen nur 10tägigen Gruppenunterricht die Grundlagen der Berührungs- und Kontakttechnik und die bewußte Anwendung des Transportreflexes zu lehren. Der junge Mann, der mit seiner Physiotherapeutin am Sommerkurs teilnahm, hat daraufhin mit ihr weitergeübt und war nach einem halben Jahr fähig, 20 Minuten ohne Apparate und Stöcke frei zu gehen, außerdem auf einer Balancierscheibe stehend die Knie zu beugen und zu strecken. Diese Resultate wurden nur durch die Anwendung der Bewegungsprinzipien der Eutonie, ohne Unterstützung von Behandlungen, erreicht.

Diese Erfahrungen und tägliche Aufzeichnungen über die Wirkung der Eutoniearbeit scheinen mir wesentlich zu sein für eine Neuorientierung der Querschnittslähmungsbehandlungen nach folgenden Gesichtspunkten:

1. Als Grundlage der Behandlung sollte die *Zirkulation* normalisiert werden (mit Eutonie in 2–3 Wochen erreichbar).

2. Die *Resensibilisierung* sollte mit der Bewußtmachung der Oberflächen- und Tiefensensibilität in den gesunden Teilen des Oberkörpers beginnen (bei X trat schon in den ersten Tagen bei Be-

wußtmachung der Berührung in den Armen spontan ein gleiches Gefühl in den Beinen auf).

3. Für die *Bewegungsinnervation* ist es wesentlich, daß keinerlei motorische Innervation, insbesondere keine Kontraktionen versucht werden, bevor der Tonus und vor allem der proprioceptive Reflex, der »Transportreflex«, bewußt gemacht und beherrscht ist. Der Kranke sollte von Anfang an beim Durchbewegen im Bewußtsein aktiv teilnehmen, als ob er selber die Bewegungen ausführen könnte. Bei X war schon in der ersten Woche deutlich am Gewicht der Beine zu spüren, ob er mitdachte oder nicht. In der zweiten Woche konnte er selber und die Pflegeperson den Gewichtsunterschied (d. h. die Tonusänderung) fühlen.

Ebenso konnte er in den ersten Behandlungswochen den durch Druck auf die ganze Fußsohle ausgelösten Transportreflex im Stehen und beim Gehen anwenden. Am Ende der $2^{1}/_{2}$wöchentlichen Behandlungsserie (15 Behandlungen) konnte er in Seitenlage mit der eigenen Hand in der Kniegegend deutlich Bewegungen der Muskeln und Sehnen tasten, wenn er versuchte, noch ohne für andere sichtbares Resultat, die Beine zu strecken.

Über die bewußte Gammainnervierung des »Transportreflexes« sprechen allmählich die dynamischen Muskeln an (für den Eutonisten spürbar, auch wenn noch keine Muskelkontraktion tastbar ist), bis die ersten schwachen Streckbewegungen sichtbar werden. Die Bewegungen werden nur nach genügenden Zirkulationsvorbereitungen und auch dann nur unter Kontrolle, im Anfang nur ein- bis zweimal, ausgeführt, dann zwei- bis viermal, da es sonst zu einer Überforderung der zu regenerierenden Funktionen kommt, die den weiteren Fortschritt verhindert. Auf lange Zeit hinaus werden nur Streckungen geübt, bis der Schüler bei zunehmender Bewegungskraft von sich aus, meist unbewußt, Kontraktionen anwendet. Diese werden dann mit Spannungsgleichgewicht von Agonist und Synergisten geübt.

X hat seit Januar 1973 außer an den drei Behandlungsserien à 15, 11 und 9 Behandlungen in Kopenhagen zweimal zehn Tage am Gruppenunterricht der Sommerkurse der Schule teilgenommen, wo zahlreiche Therapeuten seine Fortschritte verfolgen konnten.

Eine Ausbildungsschülerin, der vor zehn Jahren beide Beine oberhalb der Oberschenkelmitte amputiert wurden, hat im Laufe der ersten drei Monate der Ausbildung unerwartete Fortschritte gemacht. Vor allem hat sie versucht, ihr vorhandenes Körpergefühl der Phantombeine mit der Sensation der Prothesen in Übereinstimmung zu bringen. Das gelang in einem Maße, daß sie jetzt jede Einzelheit der Beine bis in die einzelnen Zehen spürt. Die dadurch bewirkte Tonusregulierung der Beckenmuskulatur zusammen mit dem entwickelten Tastsinn durch die Prothesen ergaben ein außerordentlich verbessertes Gleichgewicht. Jetzt kann sie einige Zeit ohne Krücken sicher gehen. Nach zwei Monaten war sie imstande, genau wie die anderen Schüler der Ausbildungsgruppe, eine Beinbewegungsstudie auszuführen, bei der man sieht, daß die Prothesen ganz in ihr Körperbild integriert sind. Am Ende des zweiten Ausbildungsjahres konnte sie wie die anderen Schüler an Gruppenbewegungsstudien teilnehmen.

Für alle Schwerbehinderten tritt aber in einem gewissen Stadium die Frage auf:»Kann ich es wagen, gesund zu werden? Verliere ich die Vorteile, die mir die hundertprozentige Invalidität bringt? Wie wird die Versicherung reagieren?«

Eine Poliopatientin, die nach jahrelangen Schwierigkeiten in kurzer Zeit mühelos sitzen und gehen lernte, brach die Behandlung ab aus Angst, daß ihre Vergünstigung, jedes Jahr im Ausland Musik zu studieren, wegfallen könnte.

Hier liegen Probleme, die generell gelöst werden müssen, wenn die großen Möglichkeiten, über die die Eutonie-Therapie verfügt, den Unfall- und Bewegungsgeschädigten zugute kommen sollen.

In den 45 Jahren, in denen die Schule in Kopenhagen besteht, fanden Schüler aller sozialen Gruppen und Berufe nicht nur Hilfe für spezielle Probleme ihres Berufes oder Hilfe für Leiden, die mit traditionellen Behandlungen nicht behoben werden konnten, sondern sie fanden durch Eutonie auch eine neue Lebenseinstellung. Grundlegend war immer die Erfahrung, daß man für die meisten Schwierigkeiten selber verantwortlich ist. Wir haben heute noch eine Gruppe von Schülern, die vor 25–30 Jahren als schwerkranke Menschen zu uns kamen, die nach ihrer Wiederherstellung einmal wöchentlich in der Gruppe arbeiteten und die dort geübten Prinzipien im täglichen Leben anzuwenden verstanden.

Durch ihr entwickeltes Körperbewußtsein werden sie auf Störungen im Organismus aufmerksam, bevor diese sich in Krankheiten manifestieren; durch die Fähigkeit der Tonusregulierung sind sie imstande, das vegetative Gleichgewicht auch in Streßsituationen zu bewahren und erholsam zu schlafen.

Durch die Kontakttechnik tritt an Stelle von eintönigen, mechanischen Wiederholungen, z. B. der Hausarbeit, die aufmerksame Hinwendung zu den Dingen. Die dadurch bewirkte Tonusregulierung belebt Atmung, Zirkulation und Stoffwechsel. Ein so realer Umweltkontakt hebt aber auch das Gefühl der Isolierung auf und ist daher besonders wertvoll für ältere, alleinstehende Menschen.

Von den vielen Schülern, die sich mit Hilfe der Eutonie einen gesunden, erfüllten Lebensabend geschaffen haben, will ich nur zwei Beispiele herausgreifen.

Frau E., jetzt 85jährig, kam vor 30 Jahren mit schwerem Herzasthma, das in den Wintermonaten den Aufenthalt im Sauerstoffzelt notwendig gemacht hatte, zur Behandlung. Nach einigen Monaten war sie imstande, ihre umfangreiche Tätigkeit als Leiterin des weiblichen Bereitschaftsdienstes wieder aufzunehmen. Noch heute ist sie ehrenamtlich auf den verschiedensten Gebieten tätig, radelt auch zu den pflegebedürftigen Freunden und Familienmitgliedern bei jeglichem Wetter, kommt zum Unterricht und ist im Schulsekretariat eine große Hilfe. Neben der Haus- und Gartenarbeit und vielen Gästen malt sie auch Decken und Wände selber und scheut sich nicht vor Reparaturen außen am Haus. Dabei kam es vor, daß sie von der hohen Leiter fiel. Der Arzt stellte jedoch fest, daß ihr nichts geschehen war, da ihre Knochen noch so elastisch waren wie die einer 20jährigen.

Eine etwa 60jährige Frau F. meldete sich in den Kriegsjahren zum Unterricht. Sie hatte so schwere rheumatische Beschwerden, daß ich ihr von der Teilnahme am Unterricht abriet. Sie bestand aber darauf und übte trotz großer Schmerzen täglich. Nach einigen Monaten zeigte sich der erste Erfolg, sie konnte die Brillen ablegen. Nach 2 Jahren beherrschte sie alle Kontrollstellungen (eine Leistung, die selbst für junge, im allgemeinen gesunde Menschen nicht immer selbstverständlich ist), so daß wir sie als Beispiel bei Demonstrationen der Schularbeit vorstellen konnten. Sie nahm lebhaft an allein Veranstaltungen der Schule teil und integrierte die Eutonie mehr und mehr in ihr tägliches Leben. Plötzlich war und blieb sie verschwunden.

15 Jahre später läutet früh morgens das Telefon. »Hier Frau F., ich werde heute 80 Jahre alt und möchte Ihnen Blumen bringen zum Dank dafür, daß es mir in all den Jahren so gut gegangen ist. Nach dem Tod meines Mannes machte ich einige Jahre eine Weltreise, und später waren soviel Enkelkinder zu betreuen, daß ich keine Zeit hatte, zu kommen. Aber ich habe täglich geübt und bin in so guter Verfassung, daß ich mich für den Winter bei Ihnen zu einer Bewegungsgruppe anmelden möchte.«

Sie hatte recht, sie war unverändert vital und leistungsfähig wie ein junger Mensch.

1. Eine Auswahl schriftlicher Aussagen, Zeichnungen und Modelagen nach einem kurzen ersten Eutonieversuch (Fischerhude/Bremen 1975)

Um zu zeigen, wie unendlich verschieden die Reaktionen der Schüler auf einfache eutonische Übungen sind, die, vom Körper ausgehend, immer den ganzen Menschen erfassen, sei folgendes Beispiel angeführt. Zu Anfang eines Sommerkurses wurde einer gemischten Gruppe von Anfängern und Fortgeschrittenen, anschließend an die allgemeine Vorstellung der Teilnehmer, folgende Aufgabe gestellt: Die Anwesenden, die beim Kaffeetrinken am Tisch saßen, sollten die Augen schließen und in ihrer augenblicklichen Stellung verharren. In dieser Haltung sollte der rechte und dann der linke Fuß gespürt werden, dann beide gleichzeitig, die Fußsohlen, die zehn Zehen, die Ferse, Mittelfuß und Vorderfuß, die Fußgelenke, das Schien- und Wadenbein, die Waden, die Knie, die Oberschenkel bis zu den Hüftgelenken. Von den Sitzbeinhöckern aus sollte man die Berührung mit der Stuhlfläche und die Verbindung mit Becken und Bauchraum wahrnehmen bis zum Brustraum. Anschließend sollte man linke und rechte Brustkorbhälfte mit Brustbein und der Verbindung der Rippen zu den Wirbeln, den Schulterraum zwischen den beiden Schultergelenken und die Armhöhlen in Verbindung mit den Armen, Ellbogen, Unterarmen, Händen und Fingern bewußtmachen; ebenso den Schulterraum in Verbindung mit dem Hals- und Kopfraum, mit Mund- und Rachenraum, den Unter- und Oberkiefer mit der Zunge, hartem und weichem Gaumen, Gaumensegel und Hinterkopfraum in Verbindung mit Ohren, die Nase und die Augenräume, die ganze Schädeldecke mit Kopfhaut und Haaren. Übungsdauer 9 Minuten.
Um zu verhindern, daß die eigenen Eindrücke durch die Aussagen der Gruppe geändert oder verwischt würden, bat ich die Teilnehmer, unmittelbar nach der Übung, das, was sie erlebt hatten, niederzuschreiben und zu zeichnen. Anschließend wurde versucht,

mit geschlossenen Augen dieses Erleben in Ton zu modellieren.
Erst danach lasen die Teilnehmer die folgenden Texte vor und
zeigten die entstandenen Tonformen und Zeichnungen:

Abb. 1: Die Formen des Körpers erfühlt, durch die Füße die starke Verbundenheit zum Boden, zur Erde. Das Streben nach oben
durch das Strecken der Wirbel stark empfunden – den »eutonischen Sitz«. Zum Kopf hin wurde alles leichter, lichterfüllt. Stille,
Geborgenheit und die Ausstrahlung in den Raum hinein. Verbundenheit mit den Teilnehmern und beglückende Stille.

Abb. 2: Körperlichkeit – Wachheit.

Abb. 3: Füße sind fest auf dem Boden gegründet, der Kopf ausgerichtet nach oben. Die Gruppe wird harmonisch und als Einheit
empfunden.

Abb. 4: Nach dieser intensiven Beschäftigung mit mir selbst, insbesondere nach dem Nachspüren der Haltung und Gelöstheit des
Kopfes und Halses, habe ich dasselbe Gefühl, als hätte ich eben
dieses harmonische Gesicht neu geschaffen oder modelliert. Beim
Modellieren selbst hatte ich das Empfinden, die Konturen eines
mir vertrauten Gesichtes liebevoll zu ertasten.

Abb. 5: Es war das erste Mal, daß ich überhaupt so eine Übung
mitmachte. Ich fühlte einen starken, aber angenehmen Druck auf
meine Sitzfläche und eine Schwere im Unterleib, hatte aber keine
Verbindung zu den Füßen, von denen ich nur registrierte, daß sie
kalt waren am Boden. Bei der weiteren Arbeit spürte ich starke
Verspannung im Schultergürtel, in dem alles andere steckenzubleiben schien. Ich konnte meinen Kopf nicht gut spüren, nur die
Halswirbelsäule.

Abb. 6: Rücken, Arme und Becken, ein Kreis, der über sich hinaus Wärme ausstrahlt. Kopf und Hals schön modelliert gespürt.
Sitzfläche als Grund – Weite ruhespendend gespürt. Füße als Fläche ohne Verbindung zu Körper, kalt und allein.

Abb. 7: Wärme und Belebung von unten nach oben – danach
bessere Haltung.

Abb. 8: Seitenverschiedenheit von Raum, Qualität und Länge.
Zum Kopf hin heller, Schädeldach und Haare besonders durchsichtig. Druckpunkte wurden schwächer.

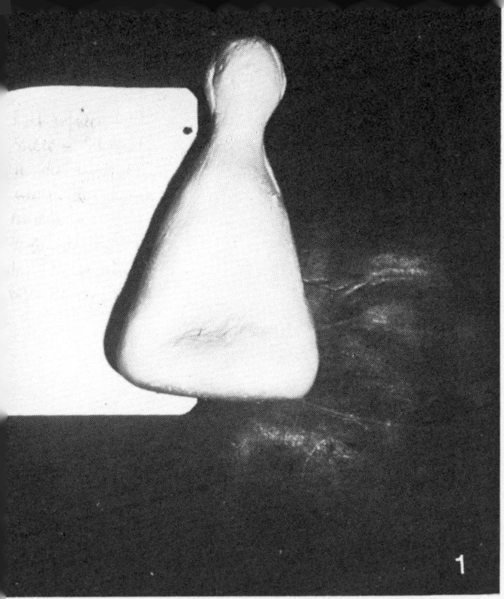

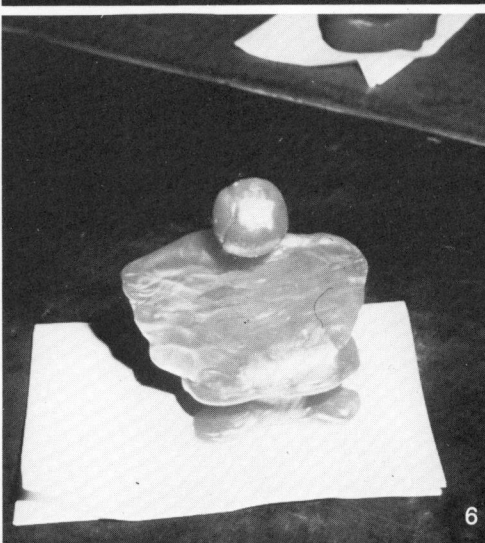

1

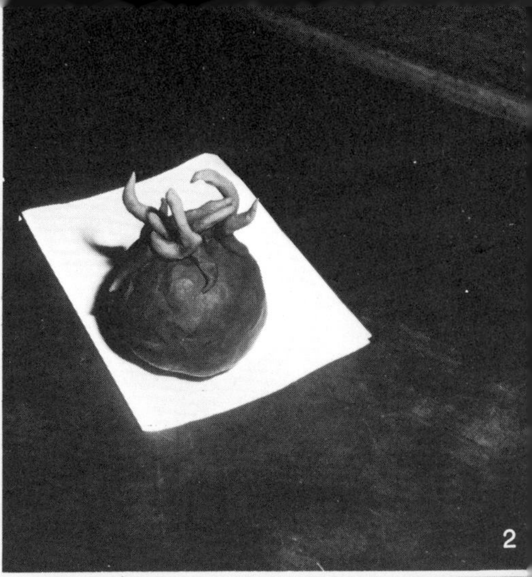

2

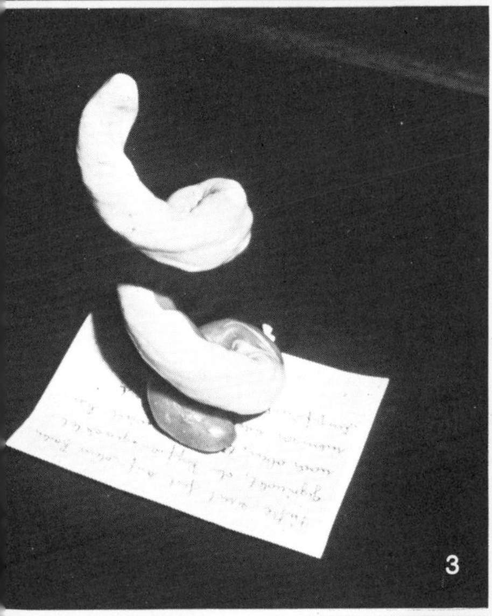

3

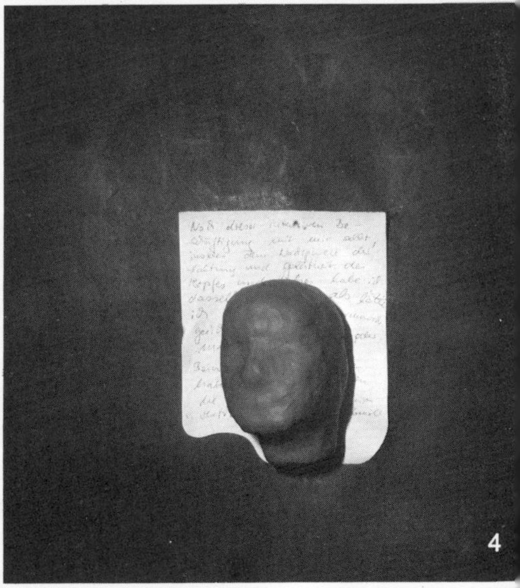

4

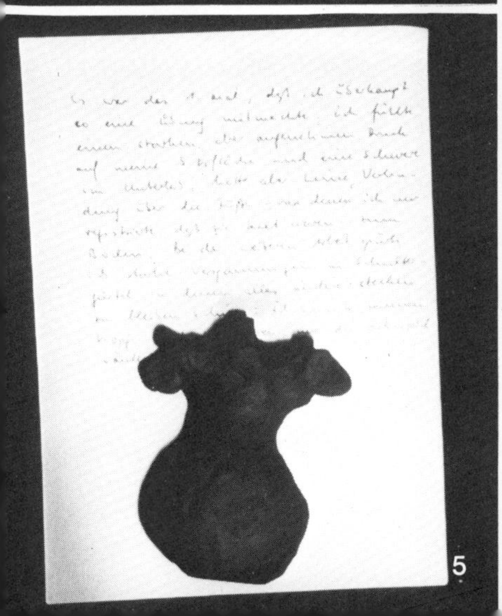

5

6

Abb. 9: Meine Füße wurden größer, ich spürte meine Hinterseite mehr als meine Vorderseite, am meisten meinen Hals bis zu den Schultern und bis zum Hinterkopf. Ich machte mir meine Ohren bewußt (aufnehmen, was man mir sagt). Ein Verlangen, andere Menschen zu empfangen (mein runder Schoß), Mühe aber, von mir aus zu anderen zu gehen (keine Beine und Arme).

Abb. 10: Ich spürte eine große Ruhe in mir, ein Geborgensein. Leider wurde ich ständig durch eine Fliege gestört. Doch je länger wir arbeiteten, namentlich am Kopf, um so aufgeschlossener wurde ich. Die Alltagssorgen und Nöte waren vergessen – ich war glücklich. Ich versuche auszudrücken, wie die Stille sich in mir und um mich ausbreitet.

Abb. 11: Deutlicher Kontakt zu den Sitzbeinen und Füßen. Auf dem Weg über die Zunge fühlt sich das Körperinnere offen an. Der Rücken »wächst« nach oben gegen den Kopf. Der Kopf ist weit und in den Konturen deutlich und bewegt sich leicht gegen die Aufrichtung des Rückens.

Abb. 12: Das größte Erlebnis war mir, die Verbindung zwischen Hals und Hinterkopf zu spüren. Als ich die Armhöhlen entspannte, entspannten sich gleichzeitig meine Knie. Fühlungnahme mit dem Boden, die Füße sind sehr deutlich fühlbar.

Abb. 13: Aufgefallen ist mir besonders das Erlebnis mit der Gemeinschaft. Ich empfand mich als ein Ich – empfand aber auch sozusagen ein Über-Ich. Ich empfand mich wie eingehüllt – wie in einem Ei hockend – und gleichzeitig ganz mit und in den anderen. Ich konnte es schwer gestalten.

Abb. 14: Obwohl ich nicht die Absicht hatte und nur die Unterstützungsfläche angeben wollte, ist doch herausgekommen, was mich an meinem Körper quält. Oben zuviel – und unten zuwenig.

Abb. 15: Ich atme – in meinen Füßen, meinem linken Fuß zuckt es fein – Wärme – mein Mund wird ganz weich – rosarot. Plötzlich fühle ich den Kopf ganz deutlich, seine Härte, ganz leicht sitzt er auf dem Hals. Da wird mir plötzlich unheimlich zumute. Was bringt mir die Eutonie, was bringt sie allen? Wohin führt uns die Eutonie?

Abb. 16: Kam schlecht von der rechten Seite auf die linke Halsseite. Vordere Halsseite hart empfunden. Zuerst fast ein leichtes

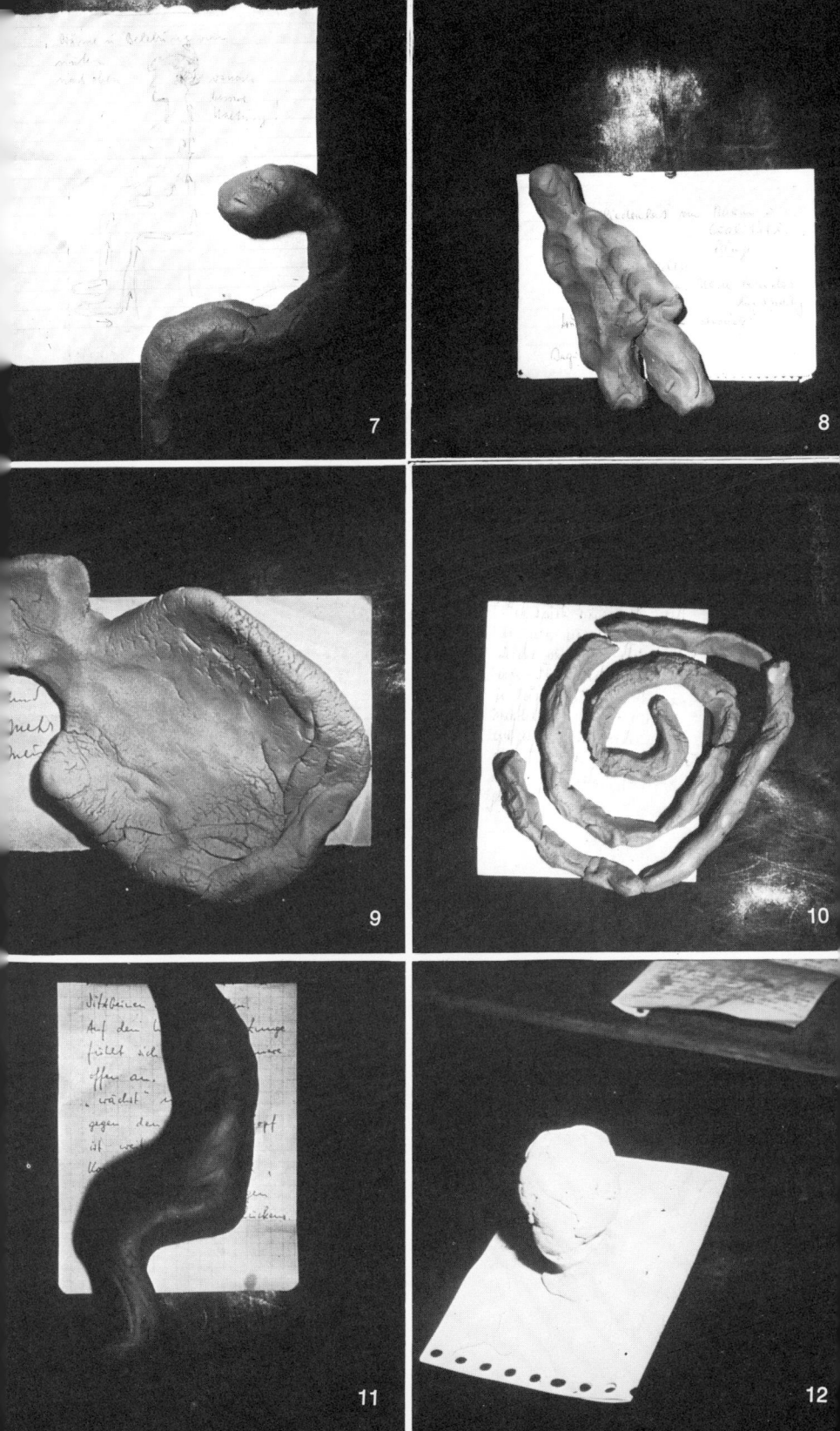

Ohnmachtsgefühl. Auflagefläche von der linken Hüfte her schwerer, vielleicht auch gefühlloser.

Abb. 17: Von kantig, hart und schief zur Aufrichtung und Durchlüftung bis hin zu den Haaren.

Abb. 18: Ein Empfinden vom Sein im Ganzen, ein Kreisen durch den ganzen Raum, eine fühlbare Konzentration in großen konzentrischen Kreisen, so wie van Gogh oft die Sonne malt – dann in Ovalen. Ich empfand den Kontakt mit den anderen fast wie ein Ausdehnen nach beiden Seiten – von links nach rechts und von rechts nach links, immer weiter strömend in vielen sehr ätherischen Kreisen. Ich selbst saß in der äußersten Wand oder Schicht. Mein Kopf und Rücken blieben, wie sie waren – aber sehr verbunden mit dem Ganzen. Auch meine Sitzbeinhöcker blieben fühlbar und bewußt. Zeichnen konnte ich es absolut nicht. Beim Modellieren entstand etwas, das einigermaßen meinem Empfinden entsprach.

Abb. 19: Ich war mir bewußt der Form und des Zusammenhangs des Körpers mit der Umgebung. Sehr viel Spannung in Augen und Rücken.

Abb. 20: Ich empfinde eine wohltuende Ruhe, eine Weite und Gelöstheit, die ausstrahlen möchte, aber doch als Einheit bleibt.

Abb. 21: Mein Kopf ist eine runde Form voller Spannung auf einem angespannten Hals.

Abb. 22: Nach einem anfänglichen Gefühl der Eingezogenheit in einer Kugel begann ich mich allmählich zu öffnen nach allen Seiten.

Abb. 23: Verspannung im Kopf – der Kontakt der Füße mit dem Boden gelingt nicht gut. Leichte Entspannung der Muskeln im Rücken und in den Armen.

Abb. 24: Ich habe die rechte Seite des Fußes sehr gut gespürt – die linke Seite gar nicht (nur der rechte Fuß berührte den Boden und war zudem kalt).

Abb. 25: Das, was – in meiner Zeichnung – schraffiert ist, spürte ich besonders deutlich. Auf der Haut fühle ich ein freies Gefühl. Im Kopf ein freies warmes Gefühl, die Ohren waren warm und groß.

Abb. 26: Ein großer Raum in Beinen und Becken – ein großer Mund, große Kehle.

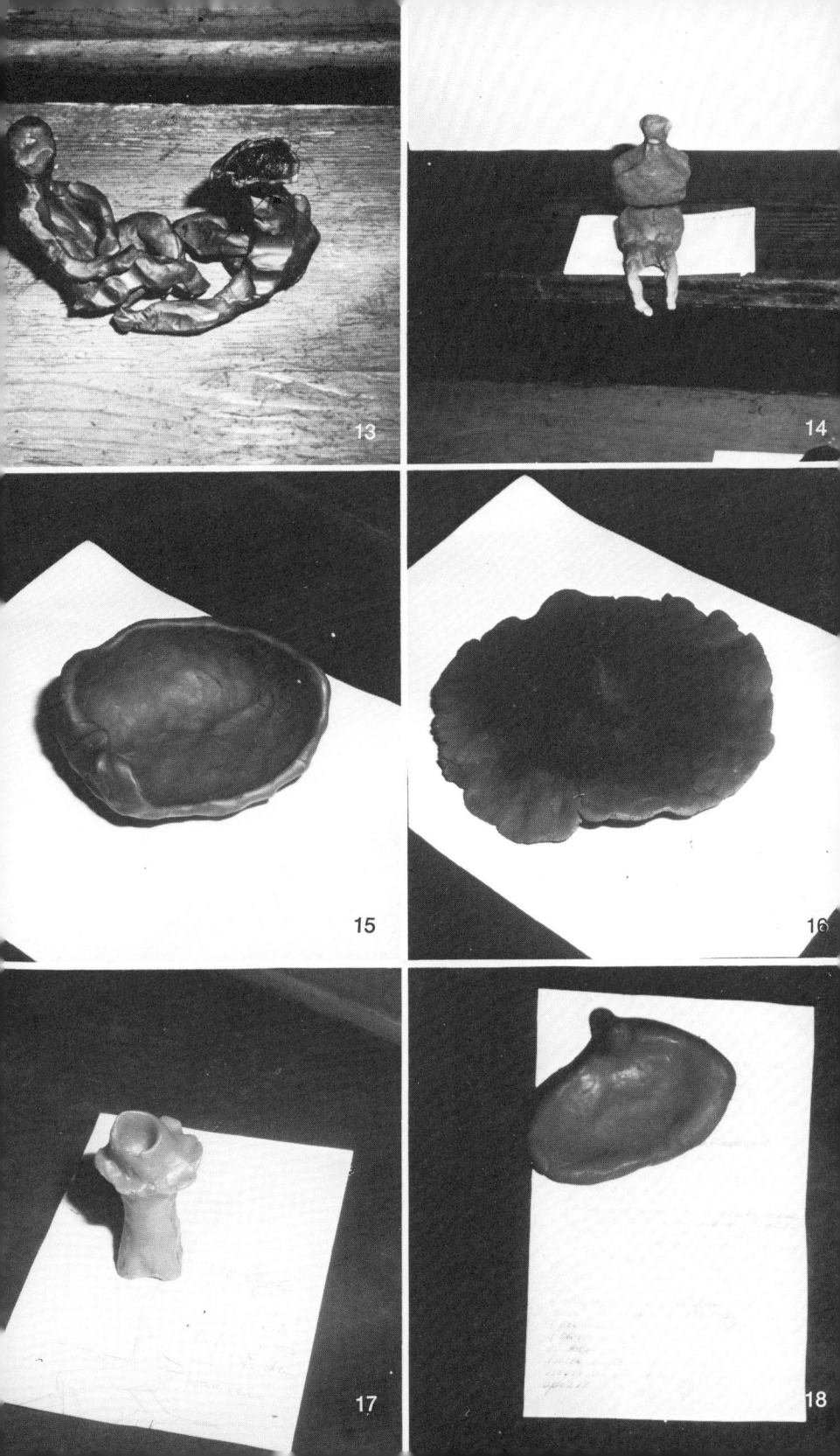

Abb. 27: Eine Spannung zwischen Vorstellung und Gefühl, Körper und Geist löste sich auf. Darauf ruhte ich in meiner Mitte, empfand meinen Körper als Einheit in sich geschlossen. Gleichzeitig wurde ich von der allgemeinen Stille in der Gruppe getragen.

Abb. 28: Einheit – Ausstrahlung.

Abb. 29: In meiner Sitzstellung fühlte ich mich äußerst unwohl – meine Füße waren verdreht, mein Oberkörper leicht vornübergebeugt. Ich spürte starke Spannungen in den Beinen und um den Nacken herum, die mir die Konzentration erschwerten. Im Unbequemen der Spannungen kamen mir leichte Aggressionsgefühle – dominierendes Erlebnis war mein Hinterkopf. Er wurde stark überdimensioniert, mit starker Strahlung nach außen.

Abb. 30: Breit und herrlich warm, angrenzend an den anderen Menschen und den Stuhl.

Abb. 31: Weiter, freier, wärmer geworden trotz schlechten Sitzens. Viel frischer und entspannter. Eine Zugewandtheit zu den anderen Menschen im Raum. Eine starke Aufrichtekraft und eine große Weite erlebte ich ganz besonders. Ein in sich ruhender Fünfstern.

Abb. 32: Beim Anfang der Übung stand mein rechter Fuß flach auf dem Boden, und die ganze Zeit hindurch habe ich diesen und das rechte Bein klar und real gespürt. Der linke war nur mit dem Vorderfuß gestützt und verschwand aus dem Gespür. Den restlichen Körper empfand ich als drei Hohlräume, einen für den Kopf, einen als Brustraum und einen als Bauch- und Beckenraum. Die Stellen, an denen gearbeitet wurde, bilden im Gespür als Begrenzung eine dickere Schale als die übrigen Stellen, die eine dünne Wand hatten. Obwohl ich meinte, mit der Knetmasse aus den drei Hohlräumen eine vollkommen abstrakte Figur zu bilden, stellte sich heraus, daß ich doch einen Menschen geformt hatte.

Abb. 33: Gegen oben entdeckte ich Hohlräume – Wärmemütze, pelzartig um den Kopf – Schlund als Röhre – Schulter gedrungen, nach unten zum Becken gestaucht. Aufgelegte Stellen – Knie und Ferse, Ruhe und Geborgenheit. Kontakt mit allem um mich herum aus der Sicherheit des Sitzens.

Abb. 34: Ich spürte Räume im Schlund, Halswirbelsäule, Innenräume, Hals und Kopf. Sitzauflage, Sitzbeinhöcker, Muskulatur der Sitzfläche, Fußfläche.

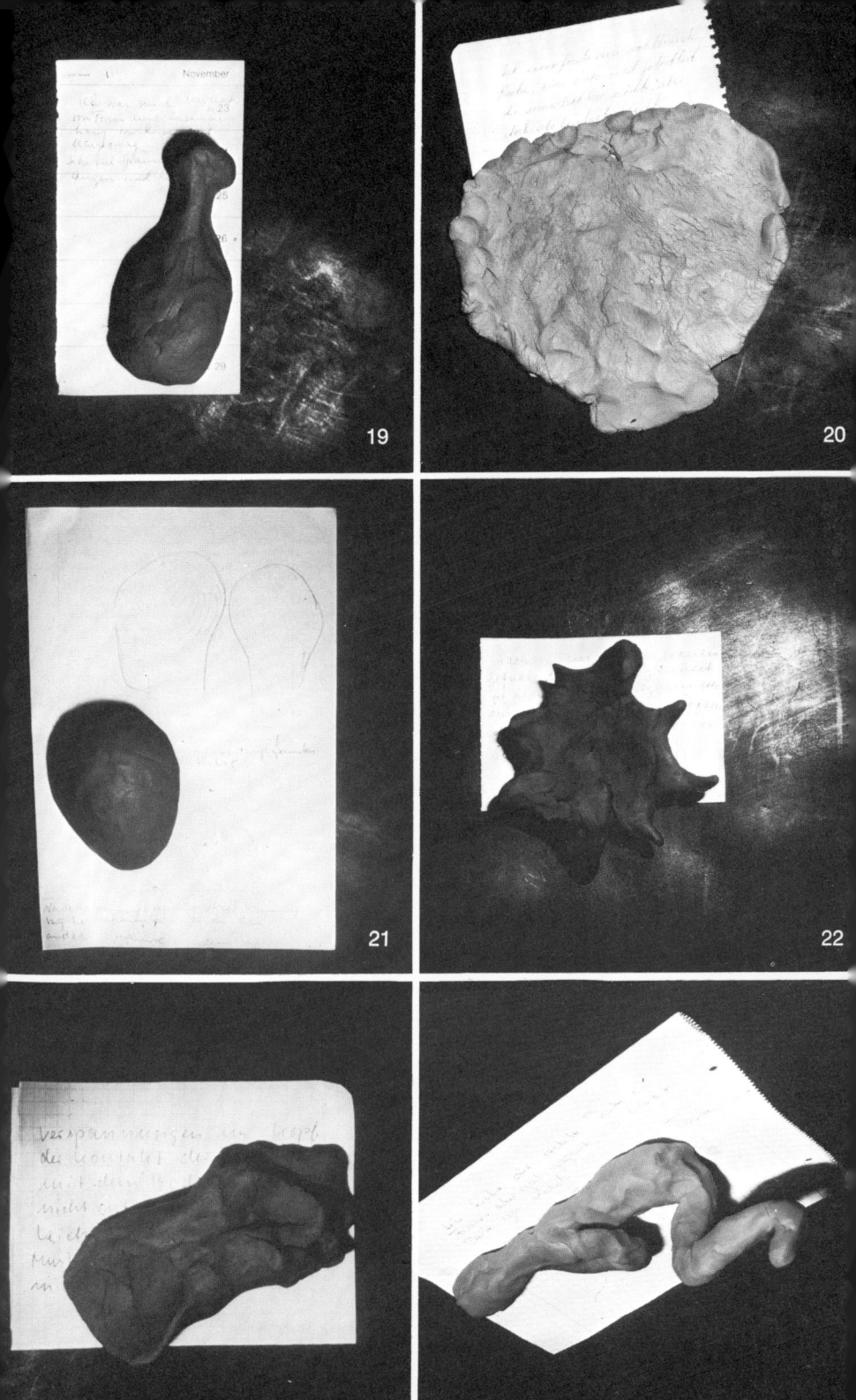

19

20

21

22

23

24

Abb. 35: Von innen her wachsen – von innen her durchlässig sein.

Abb. 36: Eine geschlossene Ruhe und doch geöffnet.

Abb. 37: Ich habe mich hauptsächlich auf den Kopf konzentriert und hatte ein Gefühl von Wärme. Ich spürte die Stille um mich herum. Meiner Modellierung fehlt der Mund.

An diesen Beispielen wird wohl auch Außenstehenden verständlich, daß man in der Eutoniepädagogik kein ein für alle Male richtiges Übungsprogramm übernehmen kann, da jeder Einzelne seinen eigenen Weg gehen muß, um seine Eutonie zu finden.

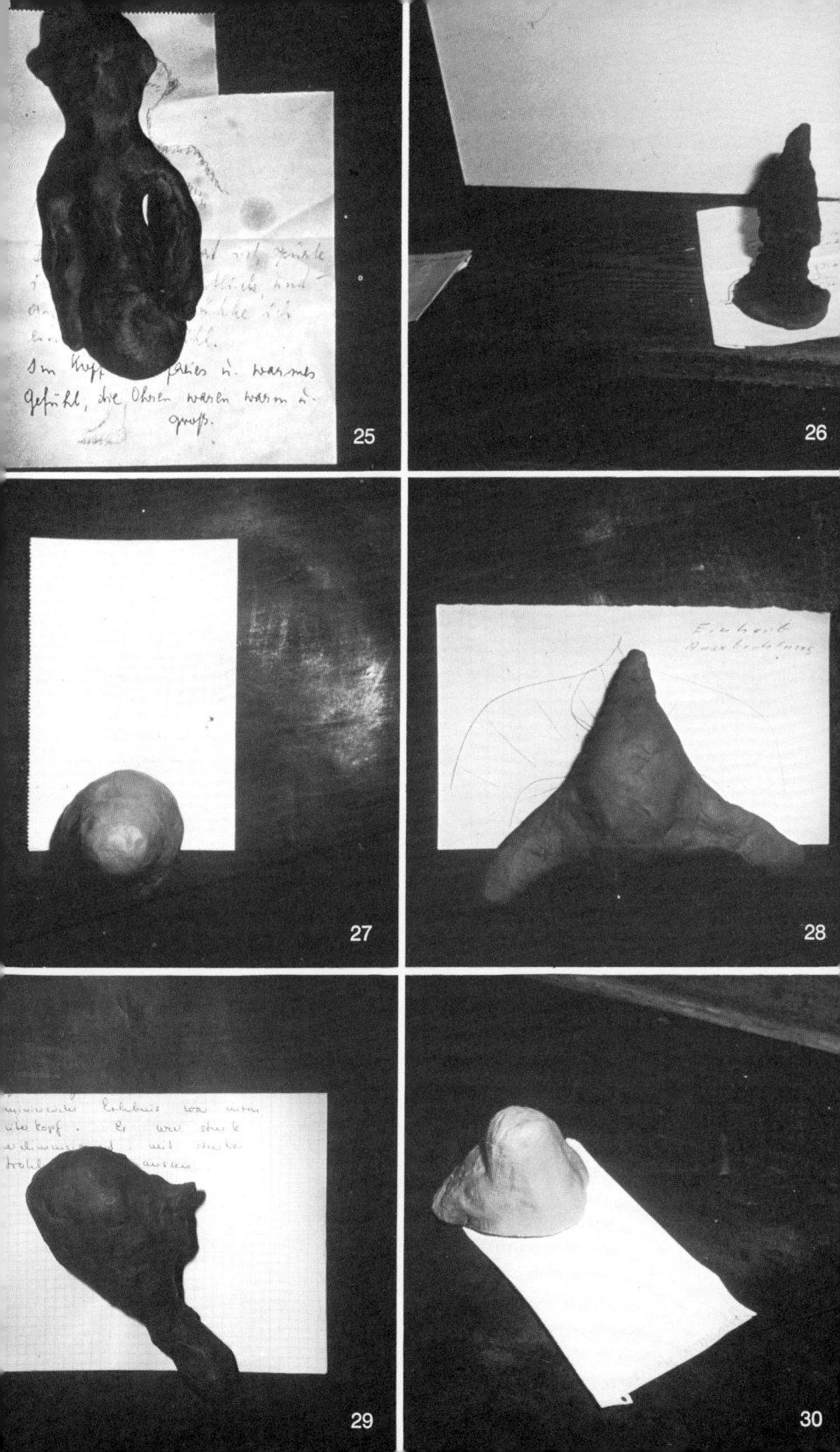

25

26

27

28

29

30

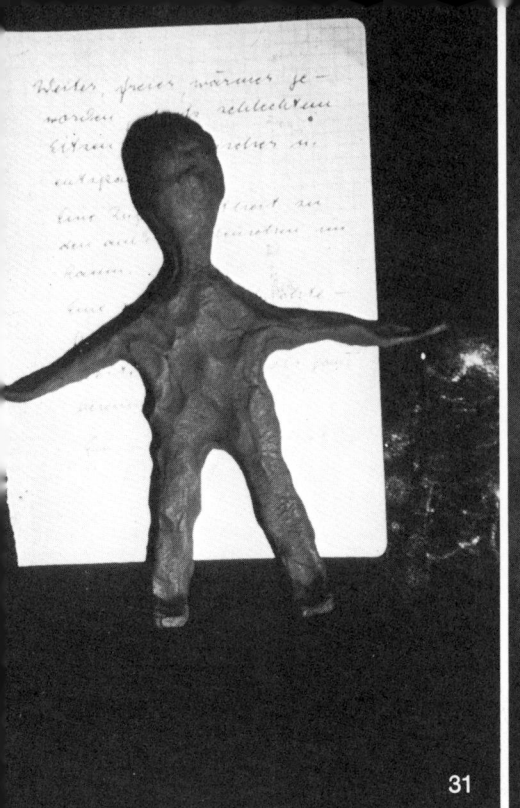

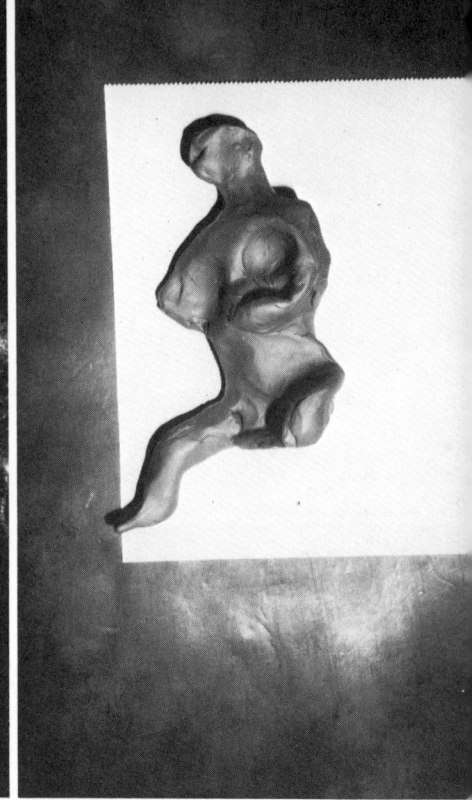

31

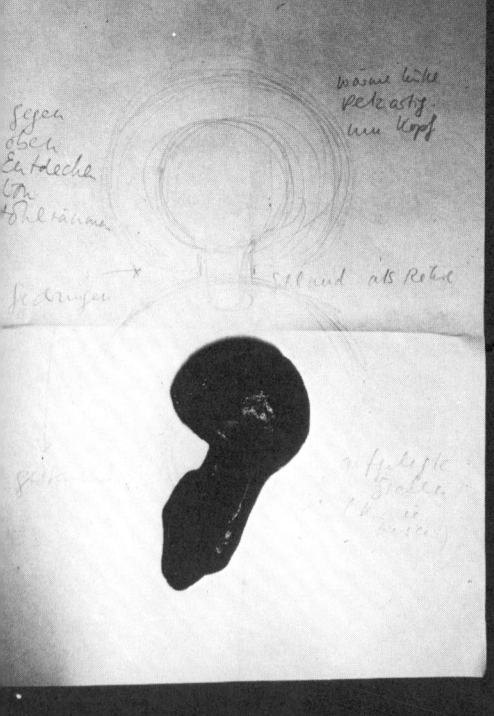

33

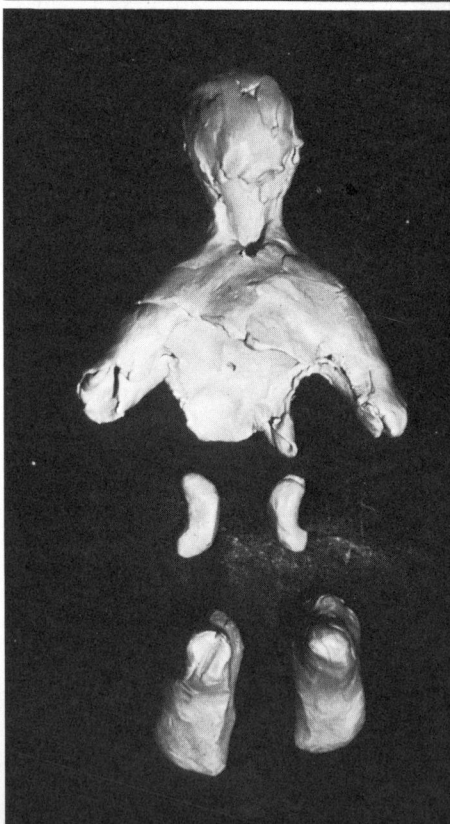

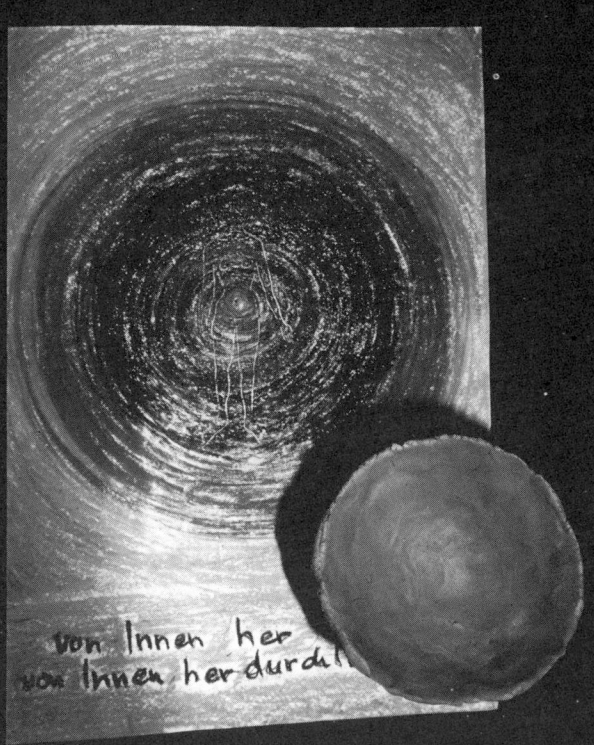

von Innen her
von Innen her durch

35

36

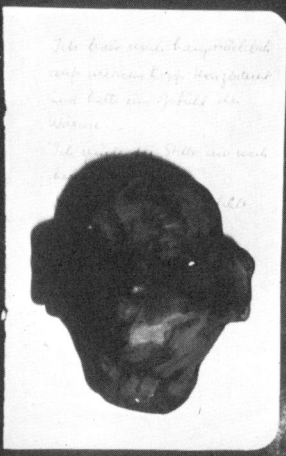

37

2. Unser Körperbild

Unser Körperbild ist uns als Empfindung für die Gesamtheit unseres Körperbaus bei der Geburt mitgegeben. In den ersten Lebensjahren erlebt das Kind, durch den nahen Körperkontakt mit der Mutter, durch die vielseitigen Berührungen mit den Dingen, seine Abgrenzung von der Umwelt. Langsam wird es sich seiner eigenen Körperform bewußt. Läßt man dem Kleinkind von Anfang an Bewegungsfreiheit, kann man beobachten, wie es schon in den ersten Wochen konsequent seine Aufrichtung vom Boden vorbereitet. Der Streck- und Gehreflex ist bei einem gesunden Kind schon im Augenblick der Geburt vorhanden. Hält man ein eben geborenes Kind so, daß seine Fußsohlen den Boden berühren, streckt es sich und macht Gehbewegungen. Bald streckt es sich im Liegen von den Bettsprossen ab. In monatelangen Versuchen werden alle Variationen ausprobiert, bis es sich die Aufrichtung erarbeitet hat und auf eigenen Füßen steht.

Die Entwicklung der körperlichen Selbständigkeit, über Aufrichtung, Gehen und Laufen zum Hüpfen und Springen, dem entwicklungsmäßig wichtigen Augenblick, wo es gelingt, sich vom Boden zu lösen, ist die wesentliche Grundlage für unser Selbstgefühl, für unsere Selbstsicherheit und Selbständigkeit.

Wird die freie Bewegungsentfaltung des Kleinkindes gehemmt, sei es aus Unverständnis der Erwachsenen, aus Platzmangel in zu kleinen Großstadtwohnungen, aus Mangel an geeigneten Spielplätzen, durch mechanische Gymnastikübungen, besonders durch Säuglingsgymnastik, aber auch durch falsche Bewegungs- und Atemgewohnheiten gehemmter Erwachsener, deren Fehlhaltungen und Verspannungen imitiert werden, geht das Gefühl für die Gesamtheit des Organismus, die freie Sicherheit der Haltung und Bewegung verloren. Unbewußt bilden sich Vorstellungen von Körperformen und Proportionen, die nicht mit der sichtbaren Wirklichkeit übereinstimmen. Die reflektorische Aufrichtung wird durch unzweckmäßige Muskelspannungen gehemmt, die zu Fehlvorstellungen über Becken, Hüftgelenk, Wirbelsäule und Gliedmaßenfunktionen führen. Diese Fehlvorstellungen sind für den geübten Beobachter deutlich sichtbar an Haltung und

Bewegungen, auch schon bevor sie zu Schäden im Organismus führen.

In der Eutonie-Schulung hat sich gezeigt, daß durch Bewußtmachung und Korrektur solcher Fehlvorstellungen bei Kindern und Erwachsenen falsche Bewegungsgewohnheiten ohne besondere Übung in kurzer Zeit verschwinden können, daß auch der beste Unterricht und eine Spezialbehandlung keinen Dauererfolg haben, wenn ein falsches, unbewußtes Körperbild nicht gleichzeitig korrigiert wird.

1960 ließ ich zum erstenmal im Unterricht einen menschlichen Körper modellieren, ich hoffte, damit den Schülern ihr Körperbild bewußtzumachen. Zu meiner Überraschung wurde außer den Lücken im Körperbild, dem fehlenden Körpergefühl und Bewegungsstörungen auch ungenügende Atemfunktion, organische Krankheiten sowie die psychische Einstellung der Schüler sichtbar. Wie oft sie sich auch in neuen Versuchen bemühten, die erkannten Fehler bewußt zu umgehen: es gelang erst dann, wenn das fehlende Körpergefühl geweckt oder die vegetative Störung behoben war. Einer, der psychisch gesehen noch nicht auf eigenen Füßen steht, wird auch mit dem festen Vorsatz, beim nächsten Mal die Füße nicht zu vergessen, wieder Beine ohne Füße modellieren, eventuell mit der Bemerkung, daß zuwenig Plastilin zur Verfügung stand. Aber soviel Material man ihm auch gibt: für die Füße wird es nicht reichen. Ebenso werden bei kontaktgestörten Schülern die Hände fehlen. Diese Fähigkeit des Menschen, ohne vorhergegangene Übung seiner körperlich seelischen Einheit in den Modelagen Ausdruck zu geben, ist immer wieder neu beeindruckend.

Der Lehrer greift nur die Abweichungen auf, die direkt in Verbindung mit dem Körperbild stehen – die Schüler verstehen aber bald, daß sich ihre ganze Persönlichkeit in den Modelagen manifestiert, ihre eigenen Interpretationen der Arbeiten sind oft überraschend umfassend.

Erstaunlich ist es auch, daß weitaus die meisten Schüler imstande sind, einen beliebig großen Tonklumpen, der ihnen zugeteilt wird, auch bei geschlossenen Augen so zu verarbeiten, daß alles Material verwendet wird, während andere, mit wieviel sie auch beginnen mögen, immer zuviel oder zuwenig Material haben.

81

Die Art und Weise, wie gearbeitet wird, ob aus dem ganzen Material eine Figur herausmodelliert wird oder ob zuerst der Ton in sechs Portionen verteilt wird, die jede für sich ausgearbeitet und erst dann zusammengesetzt werden, gibt auch Aufschluß über die allgemeine Einstellung des Betreffenden. Im letzten Fall handelt es sich fast immer um analytisch veranlagte Menschen. Seltener sieht man, daß sich mehr oder weniger bewußte Wunschträume realisieren – z. B. daß schmale Männer überdimensionierte Schultern, unproportionierte Frauen zarte, elegante Körper formen. Intellektuelle Persönlichkeiten lösen die Aufgabe »Modelliere ein menschliches Wesen« oftmals mit einem Körper ohne Kopf oder einen Kopf ohne Körper, während Ballettänzer den Körper vorwiegend als Relief darstellen. Durch das Training vor dem Spiegel scheint ihnen hauptsächlich die Vorderseite des Körpers bewußt zu sein.

Doch scheint im allgemeinen die visuelle Kontrolle nicht ausschlaggebend für das Körperbild zu sein, da die Modelagen Blindgeborener nicht von denen der Sehenden zu unterscheiden sind.

Im folgenden werden typische Beispiele einer etwa 2000 Blätter umfassenden Sammlung gezeigt, vorwiegend ausgeführt von Gymnasten und Sportlern, Rhythmikern, Tänzern, Physiotherapeuten und Ärzten – von denen man annehmen sollte, daß sie durch ihren Beruf ein besonders entwickeltes Körpergefühl und Körperbild besitzen würden.

Die Aufgaben lauteten:

a) Modelliere einen menschlichen Körper bei geschlossenen Augen.

b) Modelliere einen menschlichen Körper bei geschlossenen Augen vor und nach einem 8–14tägigen Eutoniekurs.

c) Zeichne einen menschlichen Körper vor und nach 8–14tägigem Eutoniekurs.

d) Zeichne, was Du jetzt von Deinem Körper fühlst.

e) Zeichne ein menschliches Skelett.

82

a) Modelliere einen menschlichen Körper bei geschlossenen Augen.

Körperbilder, die zeigen, wie die gesamte psychosomatische Realität sich im Modellieren des menschlichen Körpers manifestiert:

Abb. 38: aus der Ganzheit empfunden

Abb. 39: aus der Ganzheit empfunden

Abb. 40: Lösung eines analytischen Typs

Abb. 41: junger tatkräftiger Lehrer mit beiden Füßen auf der Erde; beachte: die Einschränkung der rechten Taille. Bei Befragung stellt sich heraus, daß die rechte Lunge fehlt

Abb. 42: vor einigen Monaten überstandene linksseitige Knieverletzung

Abb. 43: die betreffende Schülerin litt an schweren Durchblutungsstörungen und Gefühllosigkeit in Schulter, Arm und Hand linksseitig

Abb. 44: Bild eines menschlichen Körpers: Becken, Brust und Rückenwirbel übereinander geformt

Abb. 45: Körperbild spricht für sich selbst

Abb. 46: typische Lösung eines intellektuellen Schülers: entweder Körper ohne Kopf oder Kopf ohne Körper

Abb. 47: Lösung eines analytischen Typs

Abb. 48: typische Figur ohne Kopf von einem Intellektuellen

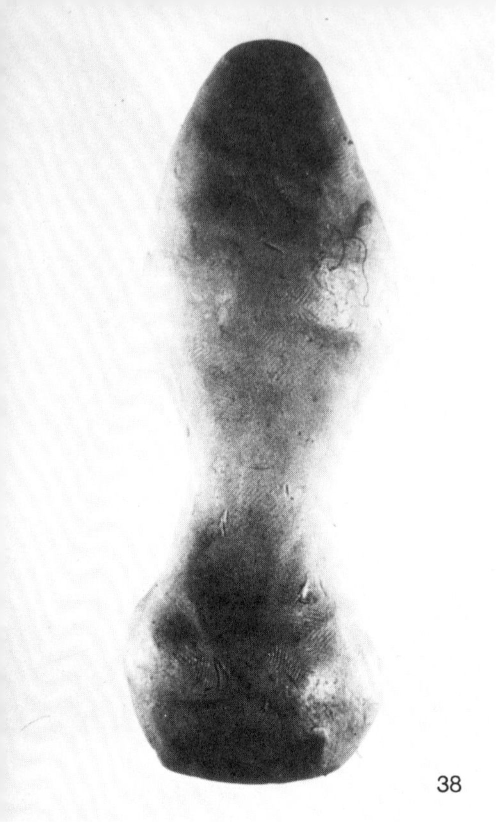

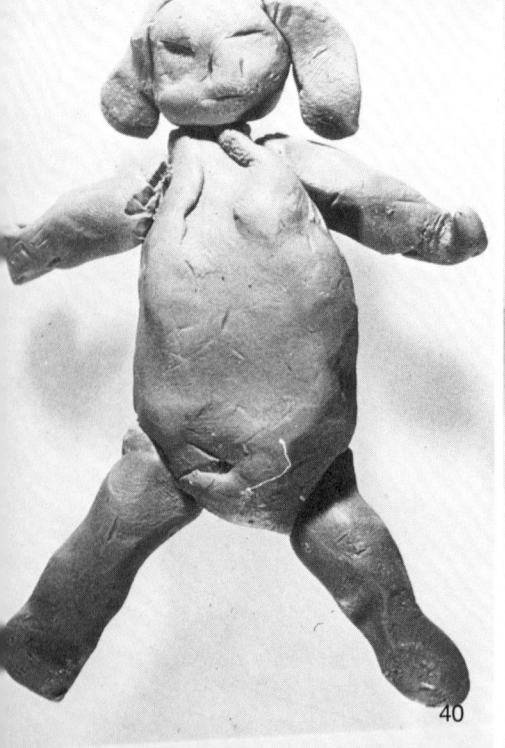

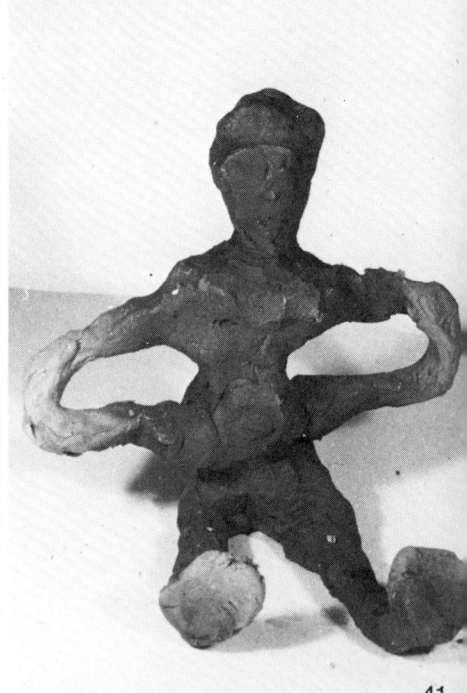

38

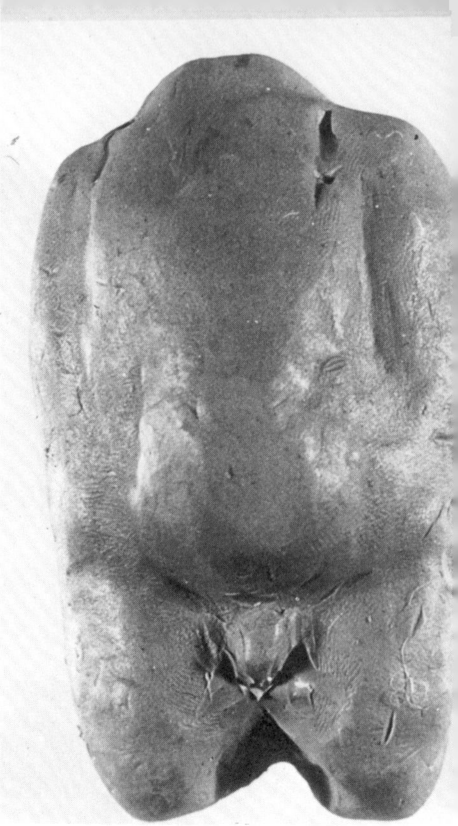

40

41

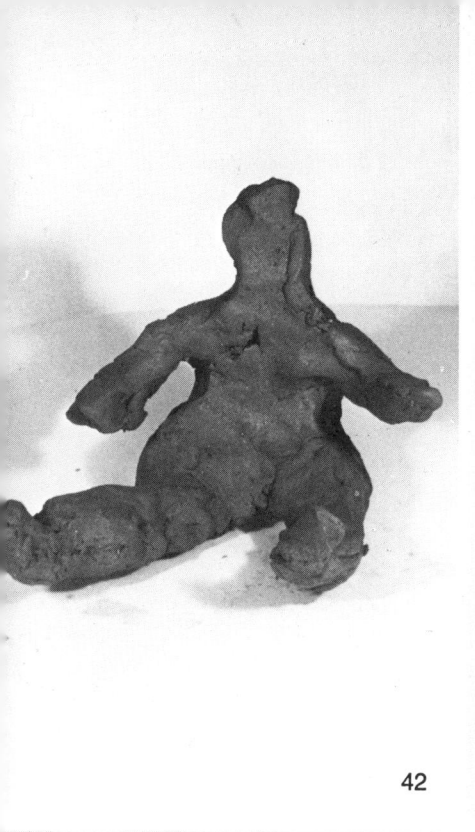

42

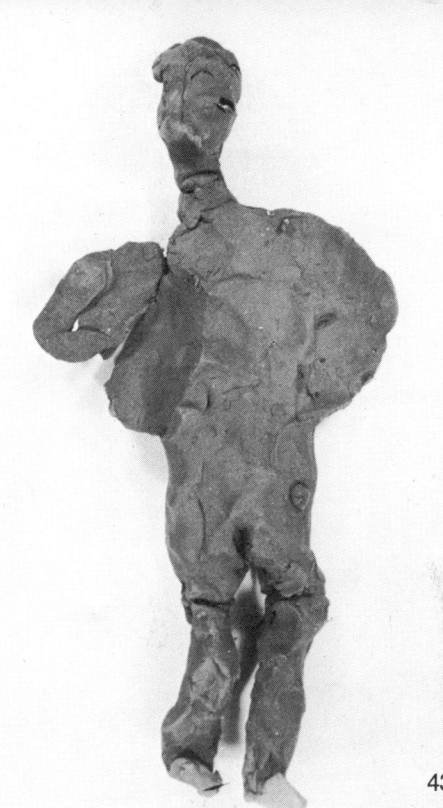

43

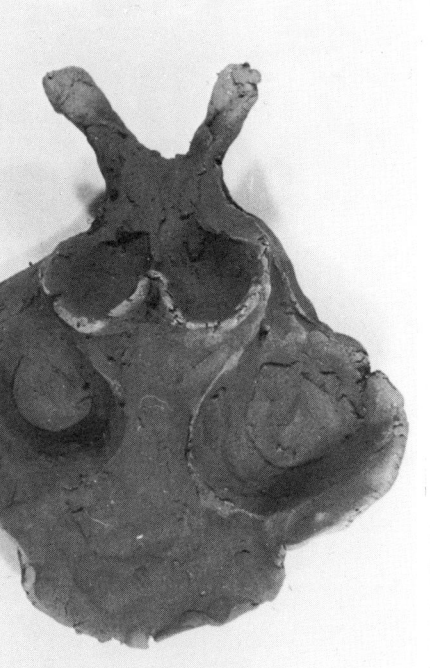

44

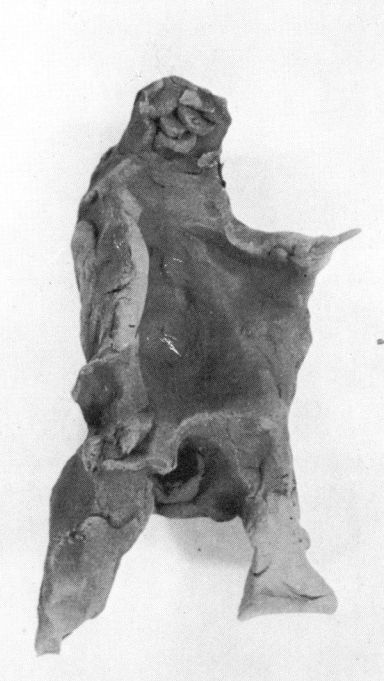

45

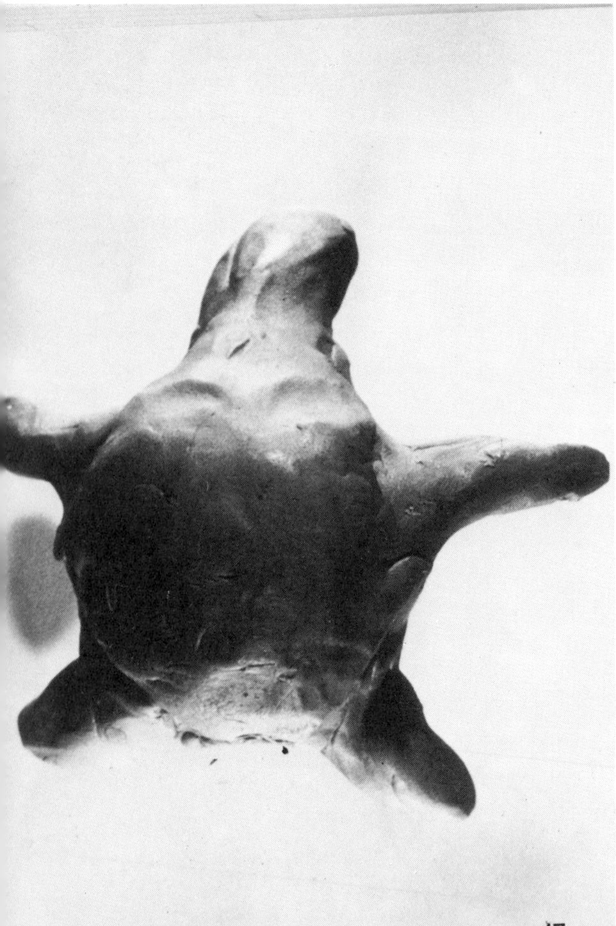

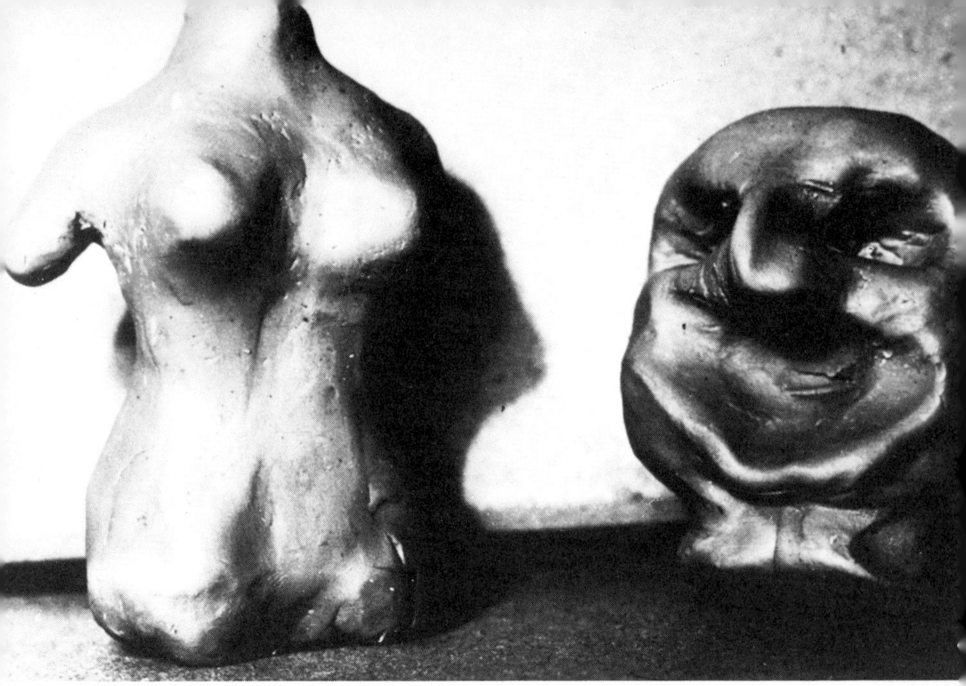

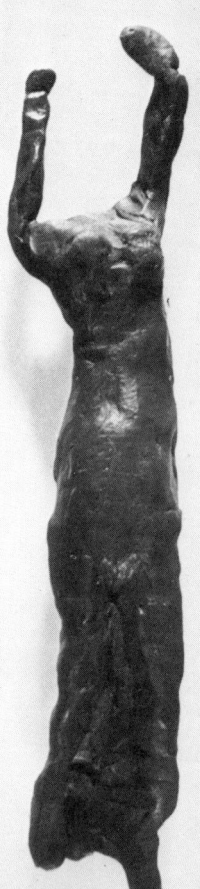

b) Modelliere einen menschlichen Körper bei geschlossenen Augen
vor und nach einem 8–14tägigen Eutonie-Kurs.

Abb. 49: Modelage eines menschlichen Körpers. Arbeit einer
Nonne vor und nach 14 Tagen Eutonie-Kurs.

Abb. 50: Eine Frau, die sehr unter ihrer Kinderlosigkeit litt, modelliert bei der ersten Aufgabe ein Wickelkind – nach 10 Tagen
eine Erwachsene, die noch nicht auf eigenen Füßen steht.

Abb. 51: Vor und nach 14 Tagen Eutonie-Kurs.

Abb. 52: Arbeit eines Arztes, Spezialist für autogenes Training.

Abb. 53: Vor und nach 14 Tagen Eutonie-Kurs.

Abb. 54: Ein Sportlehrer modelliert eine weibliche sitzende Figur
ohne Arme – nach 10 Tagen eine stehende männliche Figur, deren Arme lose aufgeklebt sind – die lebendige Empfindung für die
Verbundenheit mit dem Brustkorb fehlt ganz.

Abb. 55: Die erste Modelage einer Frau erinnert an prähistorische
Formen und stellt nur ein Körperschema dar, sie steht aber auf
Füßen – bei der zweiten sind Arme und Becken differenzierter
empfunden.

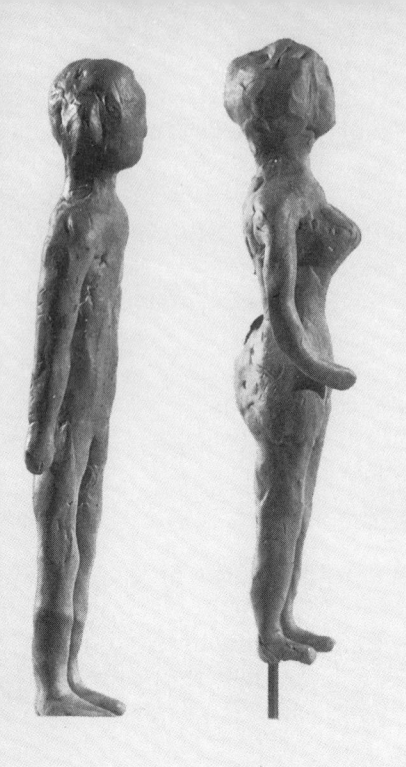

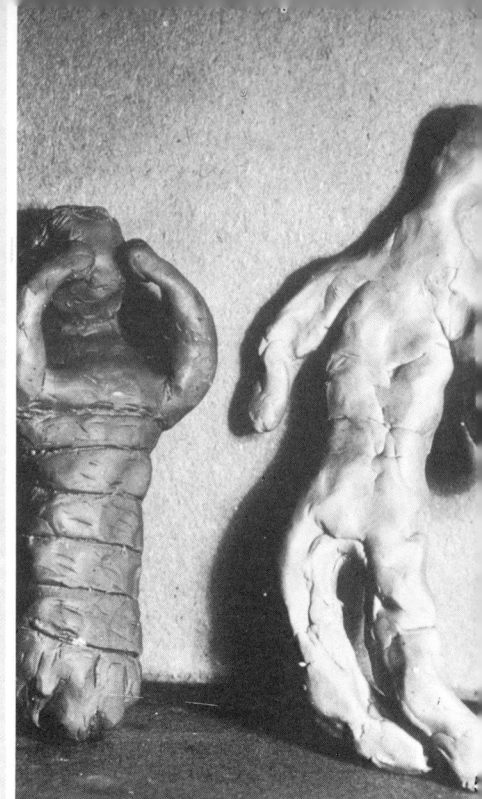

49

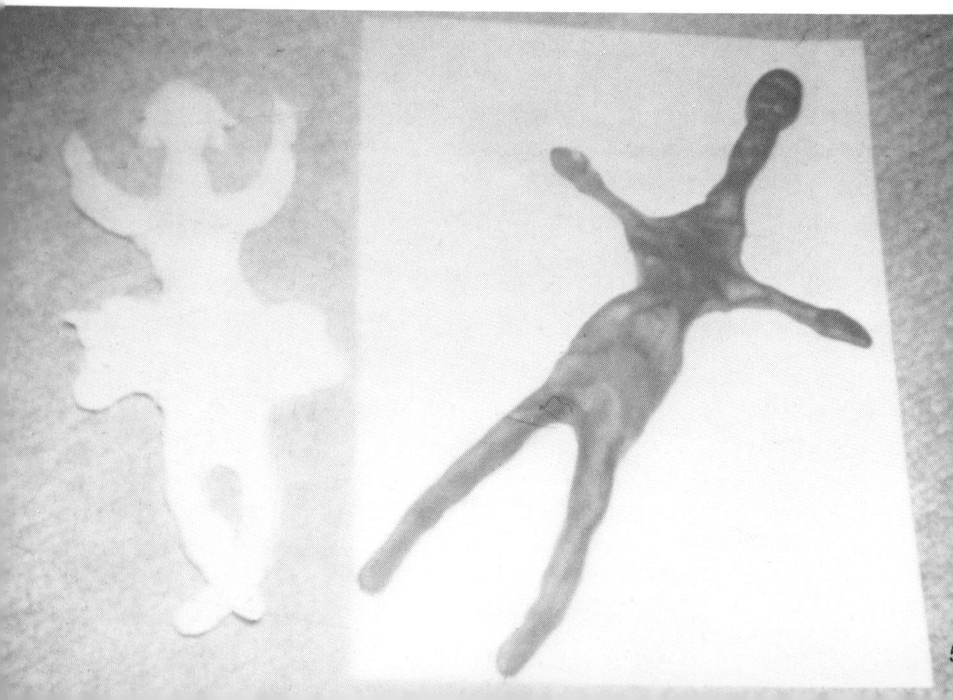

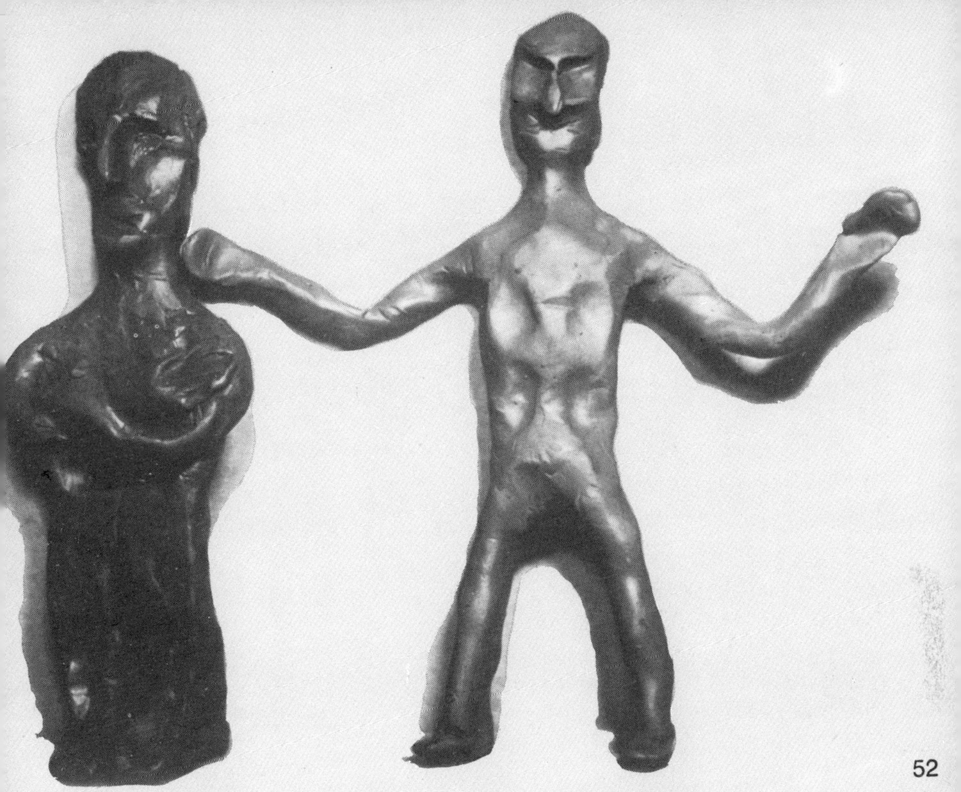

52

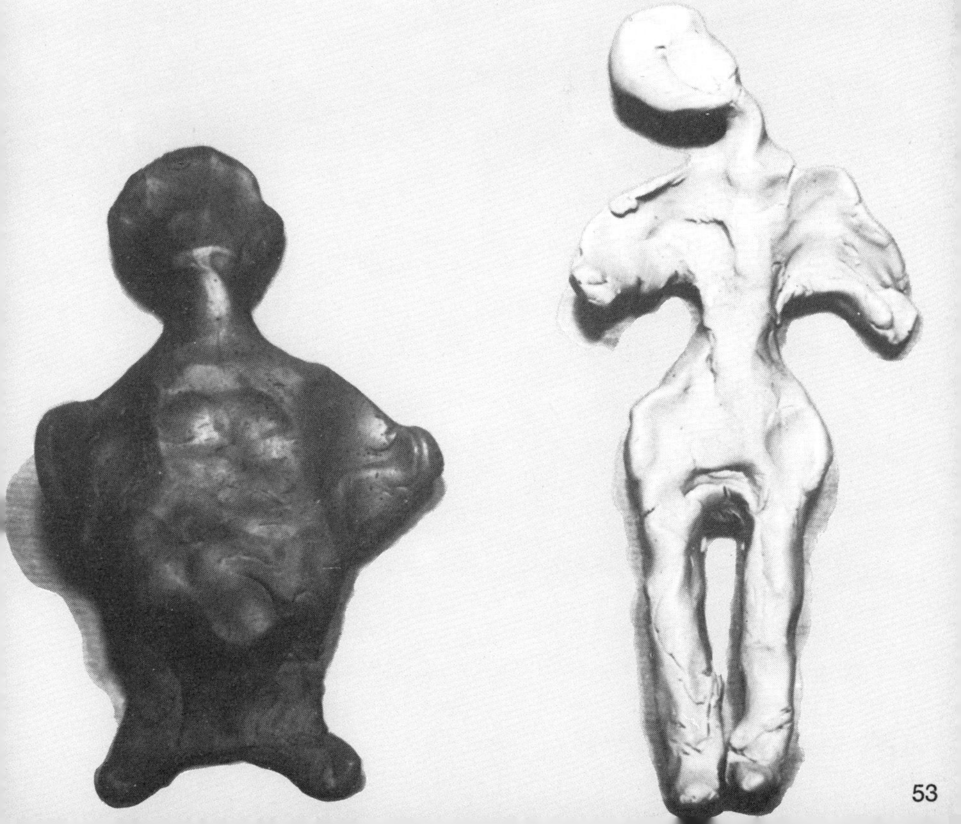

53

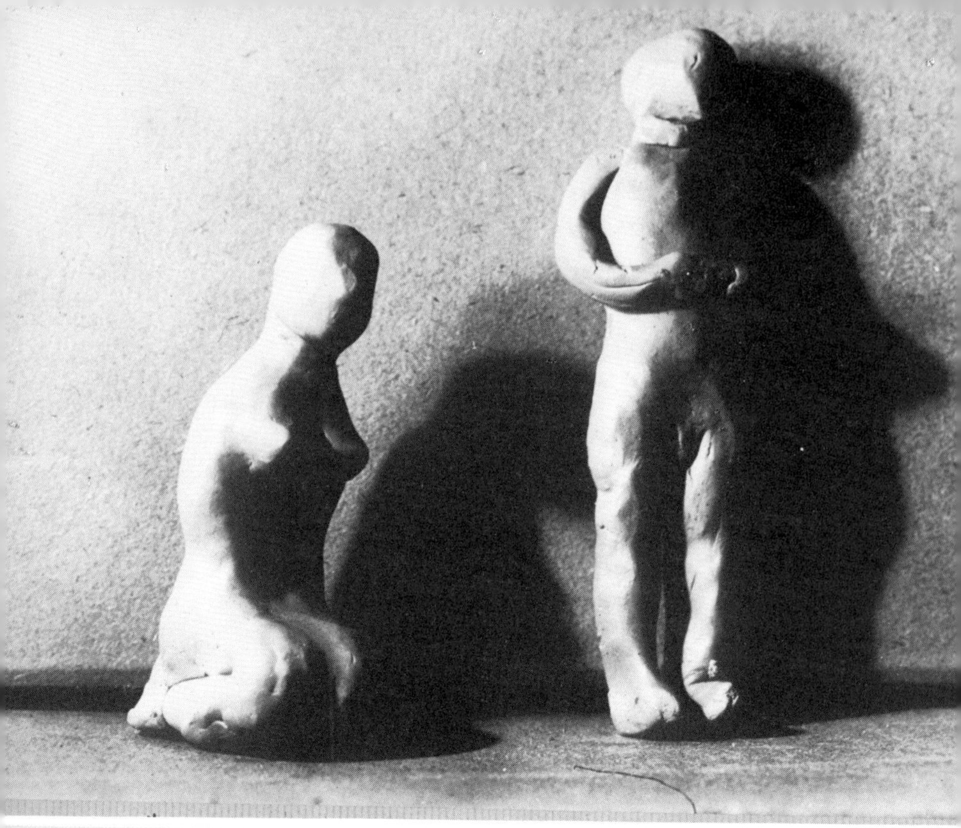

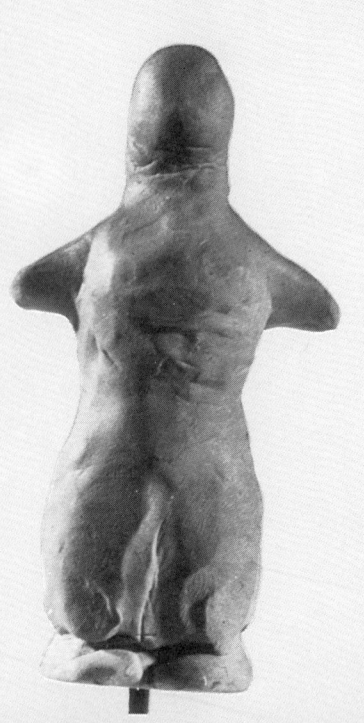
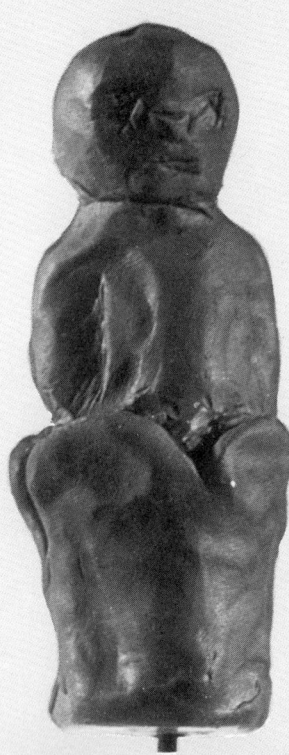

c) Zeichne einen menschlichen Körper vor und nach 8–14tägigem Eutonie-Kurs.

Abb. 56: Zeichnung einer Gymnastin, Bewegungs- und Psychotherapeutin

Abb. 57: Zeichnung derselben Person nach 14tägigem Eutonie-Kurs

Abb. 58: Zeichnung vor einem Eutonie-Kurs

Abb. 59: Zeichnung derselben Person (wie 58) nach zwei 14tägigen Eutonie-Kursen

Abb. 60: Zeichnung vor einem Eutonie-Kurs

Abb. 61: Zeichnung derselben Person (wie 60) nach 8 Tagen Eutonie-Kurs

Abb. 62: Zeichnung vor einem Eutonie-Kurs

Abb. 63: Zeichnung derselben Person (wie 62) nach einem 10tägigen Eutonie-Kurs

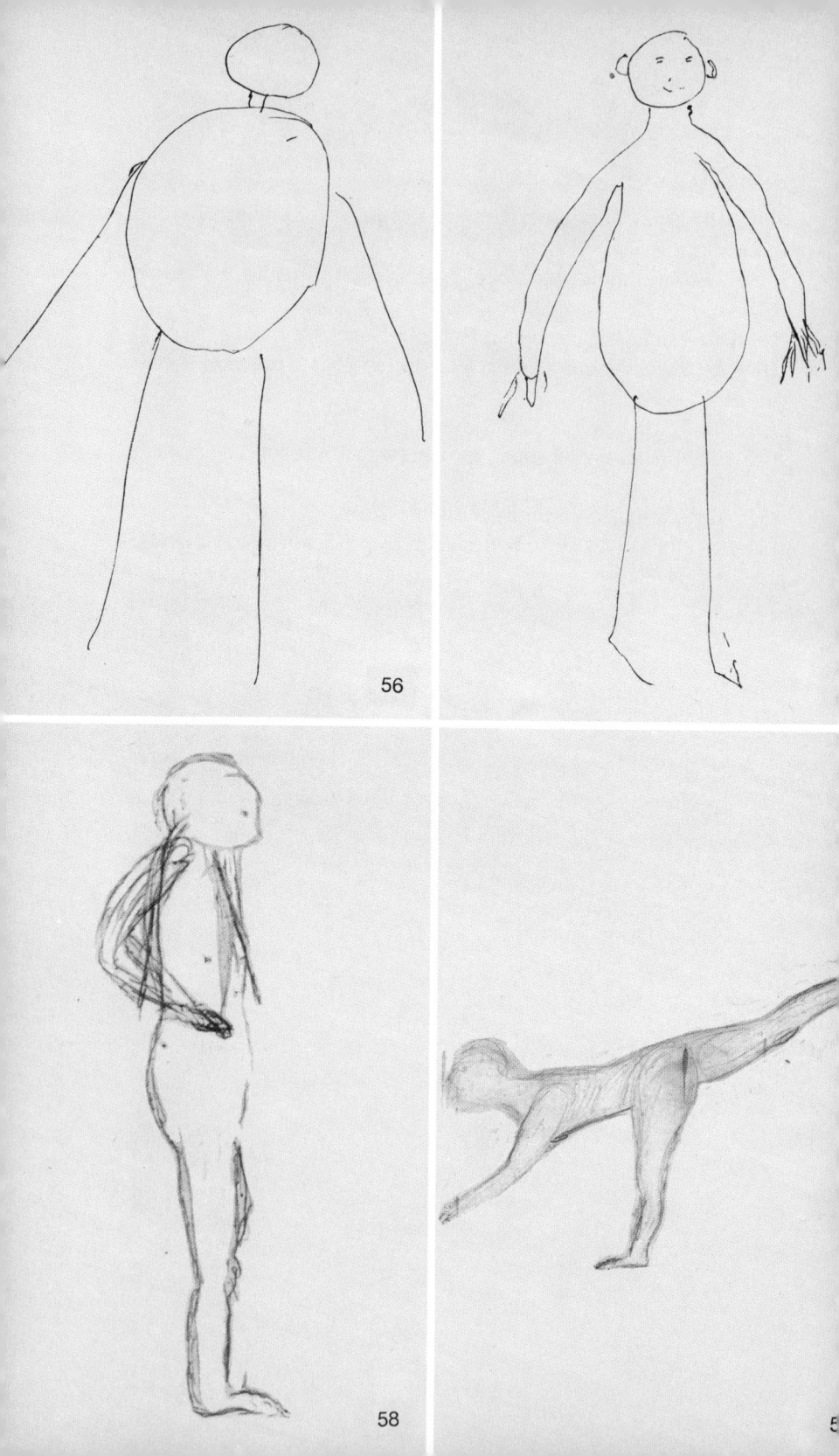

56

58

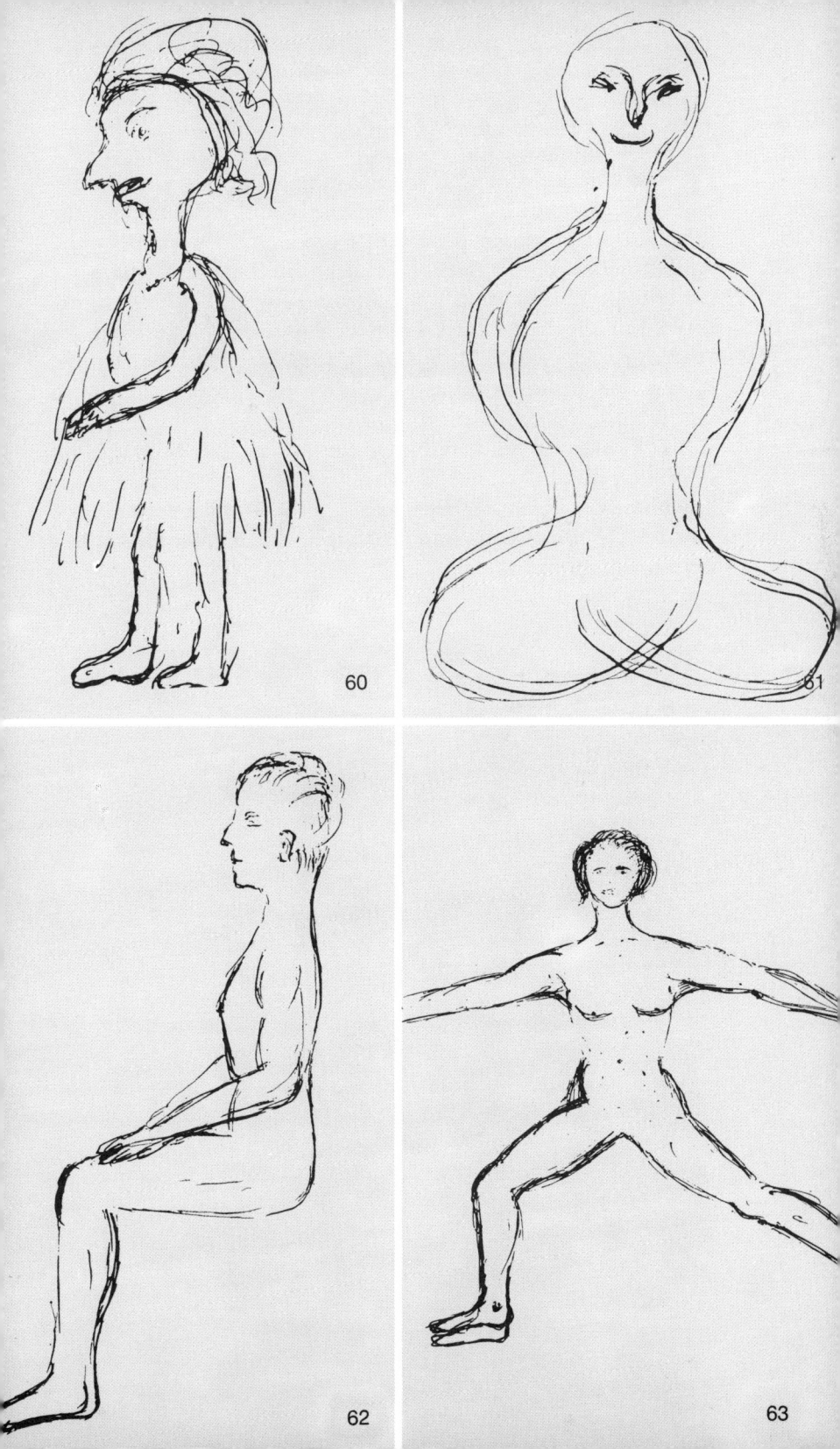

60

61

62

63

d) Zeichne, was Du jetzt von Deinem Körper fühlst!

Die folgenden Zeichnungen von Sport- und Gymnastiklehrern geben einen Eindruck davon, wie punktuell selbst bei Menschen, die ihren Körper trainieren, der eigene Körper erfahren wird. Nur die Körperstellen, die schraffiert oder dick gezeichnet sind, sind wirklich gefühlt, d. h. bewußt wahrgenommen worden. Dieses punktuelle Körpergefühl ist bei Menschen unserer Kultur nicht die Ausnahme, sondern die Regel. Die meisten Menschen fühlen ihren Körper nur dann, wenn sie Schmerzen haben oder da, wo sie einen Druck von außen spüren.

In der Psychiatrie hat man bisher ein lückenhaftes Körpergefühl oder Körperbild als Zeichen schwerer mentaler Störungen angesehen. Meiner Erfahrung nach kommt es jedoch heute so gut wie nie vor, daß Menschen ohne vorherige Schulung die Gesamtheit ihres Körpers spüren.

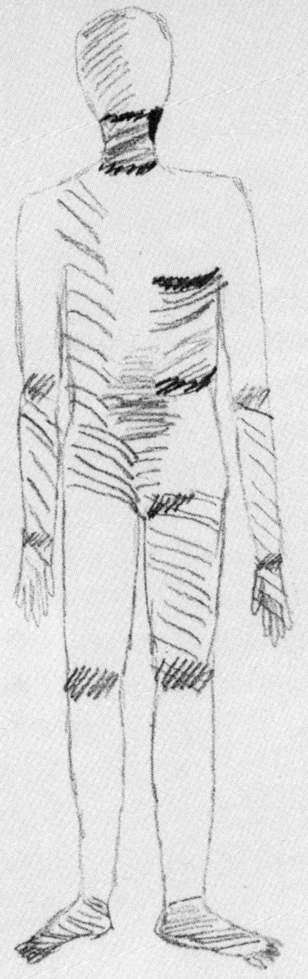

64

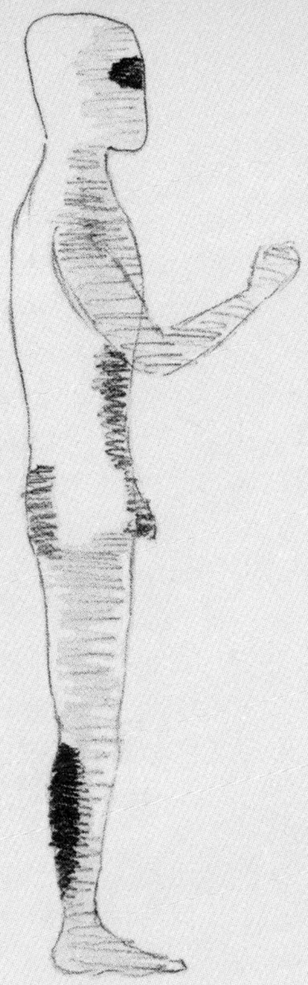

65

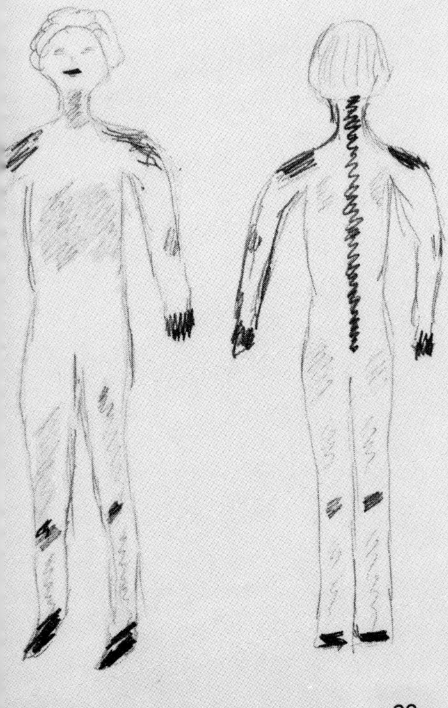

66

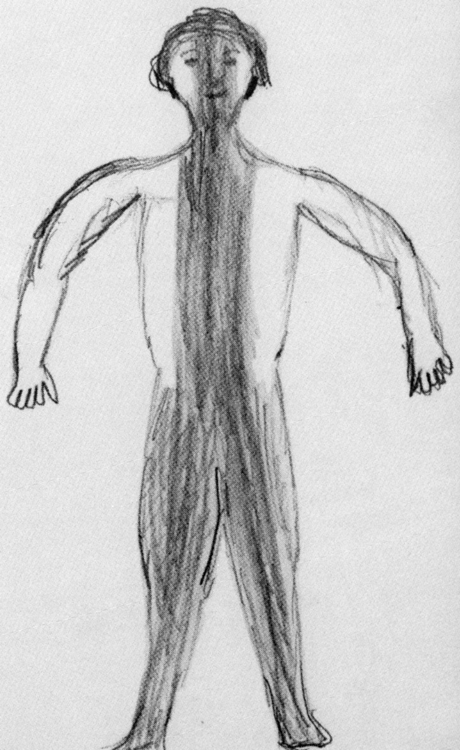

67

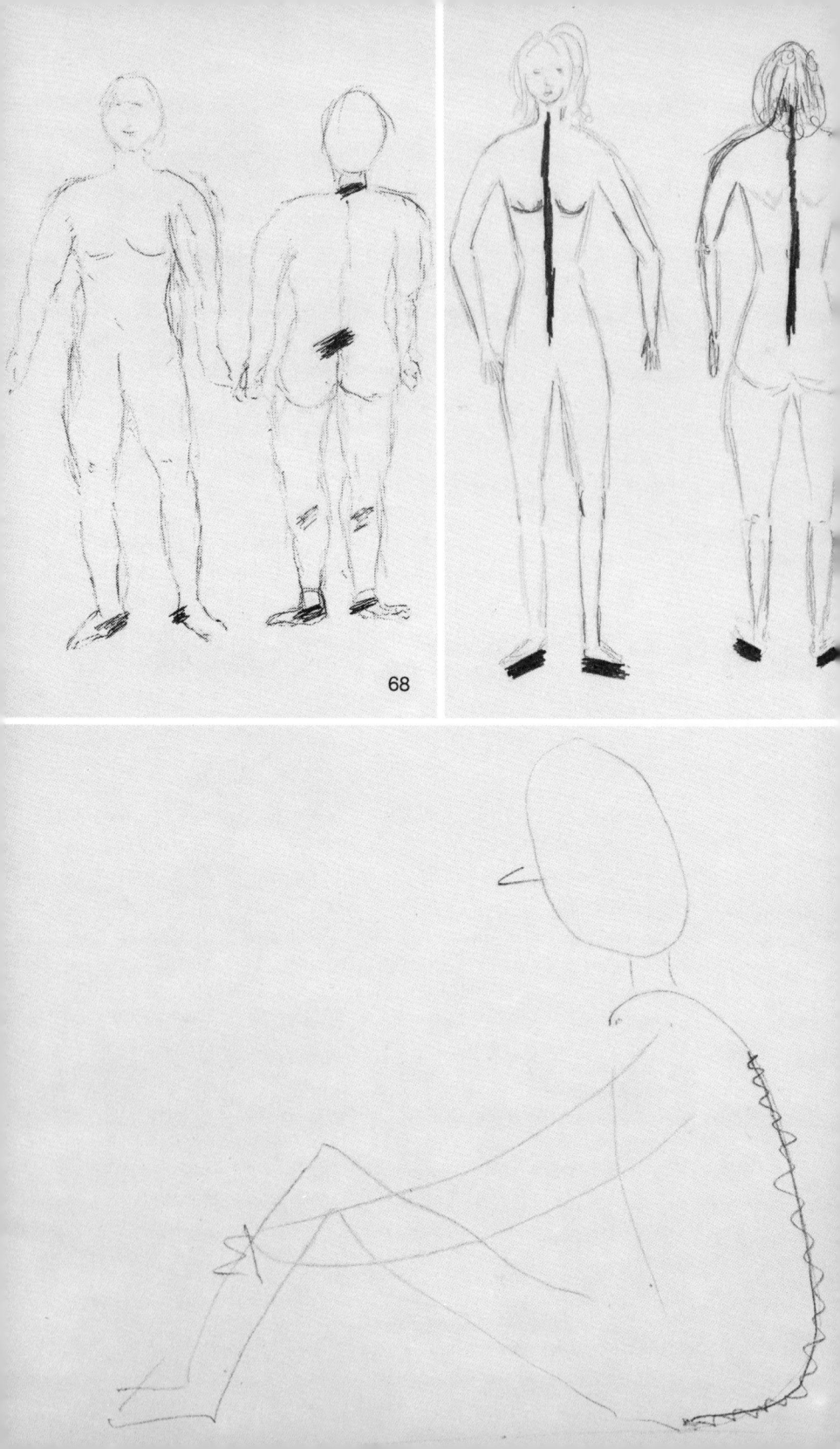

68

e) Zeichne ein menschliches Skelett

Die hier ausgewählten typischen Skelettzeichnungen repräsentieren die falschen Körperbildvorstellungen, die sich besonders verhängnisvoll auf Haltung und Bewegung auswirken.

Gruppe I: zeigt die vielen Möglichkeiten fehlerhafter Vorstellungen über den Verlauf der Wirbelsäule, die Überlastung der Gesäß-, Rücken-, Hals-, Kopf-, Schulter- und Armmuskulatur zur Folge haben (siehe normale Stellung von Hüftgelenk und Wirbelsäule im Verhältnis zur Körpermittellinie in Zeichnung Nr. 71). Außerdem zeugt die Verlegung der Wirbelsäule aus der Körpermitte an die Peripherie des Rückens vom Verlust der tragenden Mitte, der Selbständigkeit.

Gruppe II: zeigt die Unkenntnis der Verbindung von den Beinen zum Hüftgelenk und Becken. Sie führt zur Überlastung der Bein- und Beckenmuskulatur und zur Bewegungseinschränkung des Hüftgelenks.

Gruppe III: zeigt die allgemein verbreitete Vorstellung von Rippenverlauf und Brustbeinstellungen, die die Zwischenrippenmuskulatur fixiert, die Zwerchfellbewegung einschränkt und die Anpassungsfähigkeit und das Volumen der Atemfunktion beeinträchtigt. Daß solche Vorstellungen auch bei Ärzten, Physiotherapeuten und Gymnasten zu finden sind, muß zum Teil den meist falsch zusammengefügten Skeletten zugeschrieben werden, die im Anatomieunterricht verwendet werden.

Abb. 71: Normale Stellung   Abb. 75: Gruppe II, III
Abb. 72: Gruppe I   Abb. 76: Gruppe I, II
Abb. 73: Gruppe I, II   Abb. 77: Gruppe II, III
Abb. 74: Gruppe II, III

Fehlerhafte Körperbildvorstellungen von Ärzten, Physiotherapeuten, Gymnasten und Bewegungserziehern

Abb. 78: Gruppe III
Abb. 79: Gruppe I, II, III
Abb. 80: Gruppe I, II
Abb. 81: Gruppe I, II, III

Zeichnungen von Schülern, die keine professionelle Schulung in Anatomie etc. gehabt haben

Abb. 82: Gruppe I, II, III   Abb. 84: Gruppe I, II, III
Abb. 83: Gruppe I, II, III

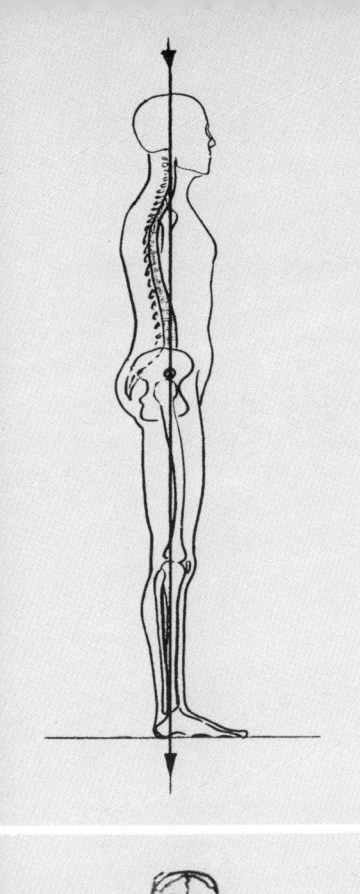

71

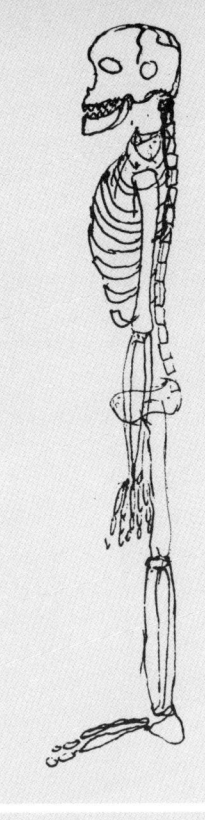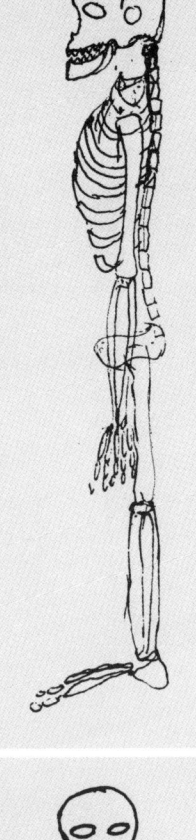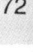

72

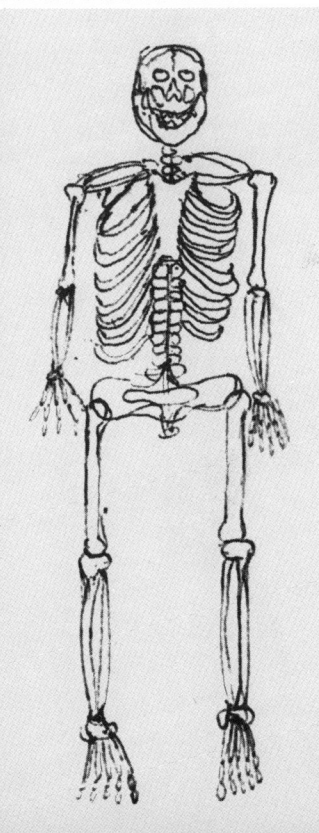

73

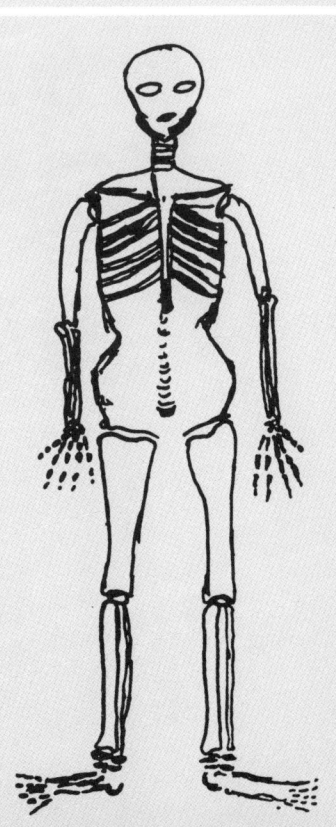

74

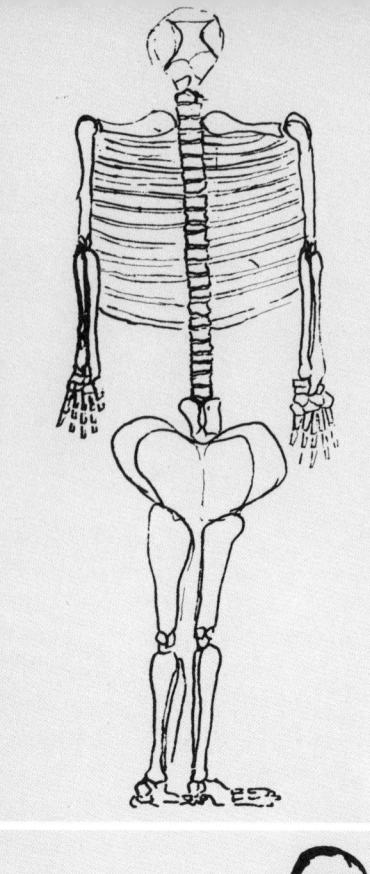

75

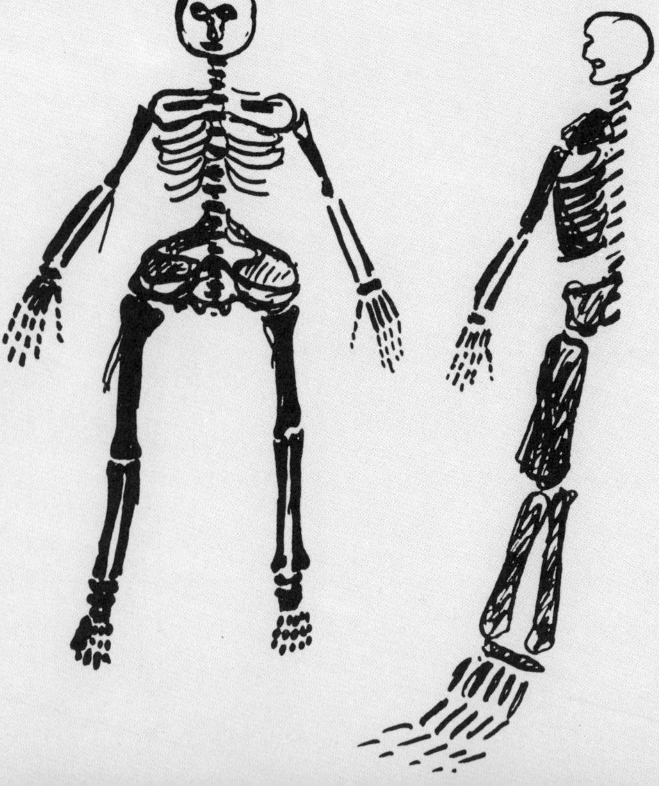

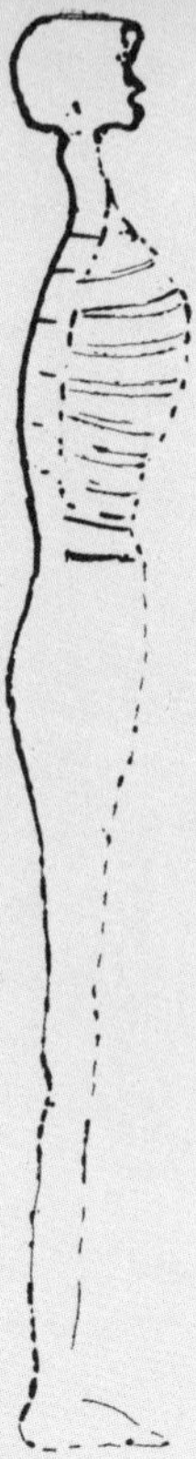

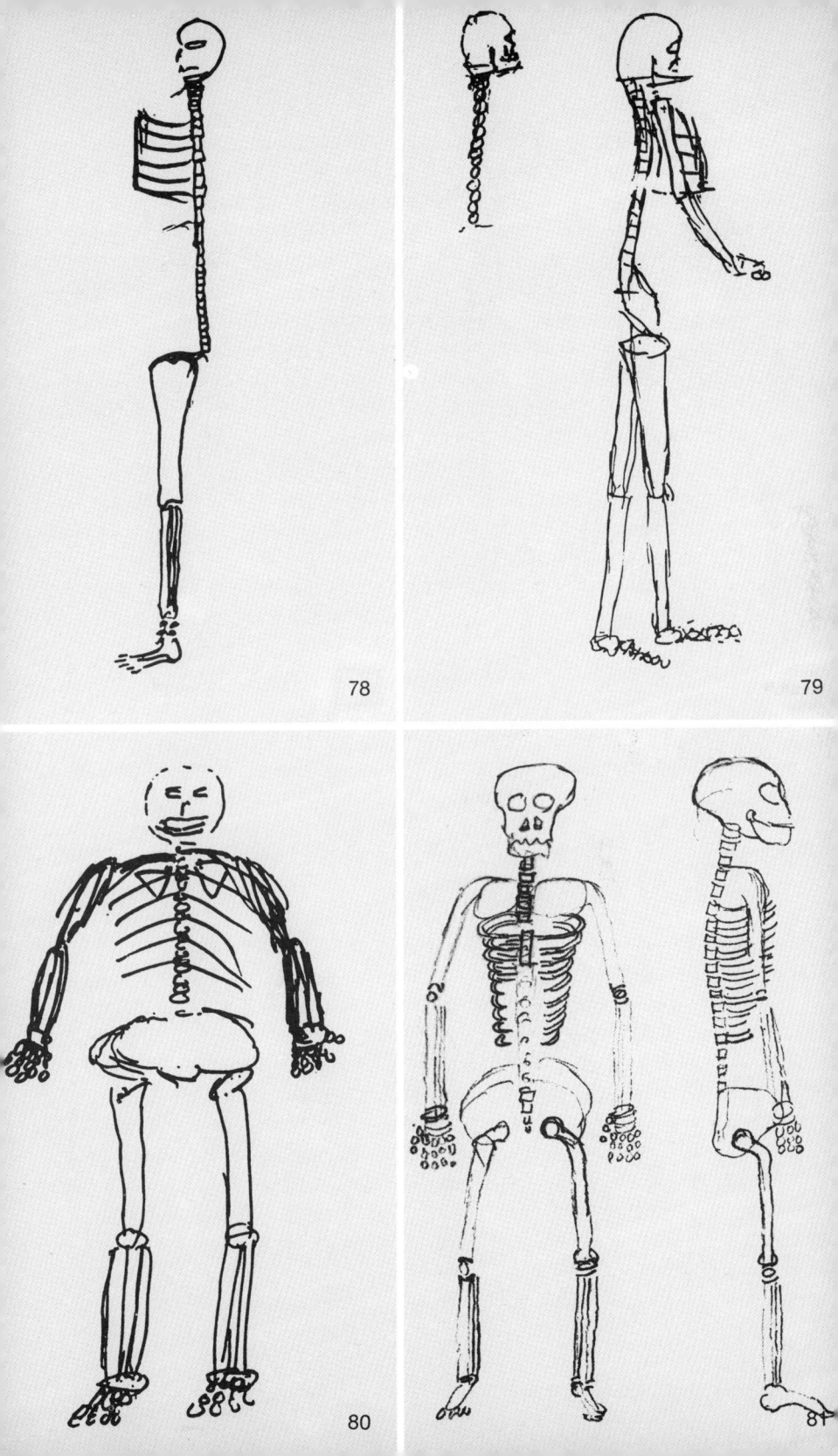

78

79

80

81

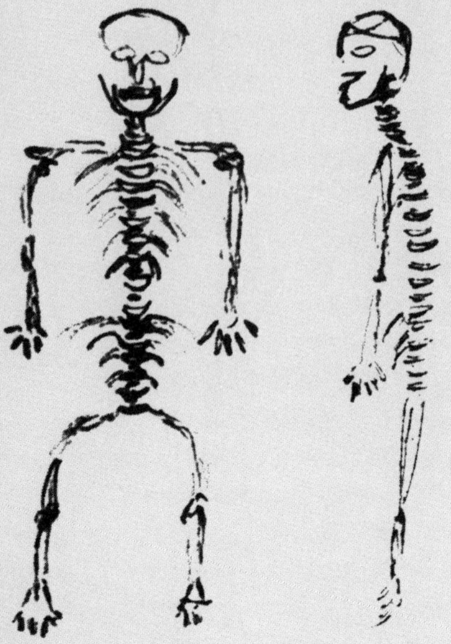

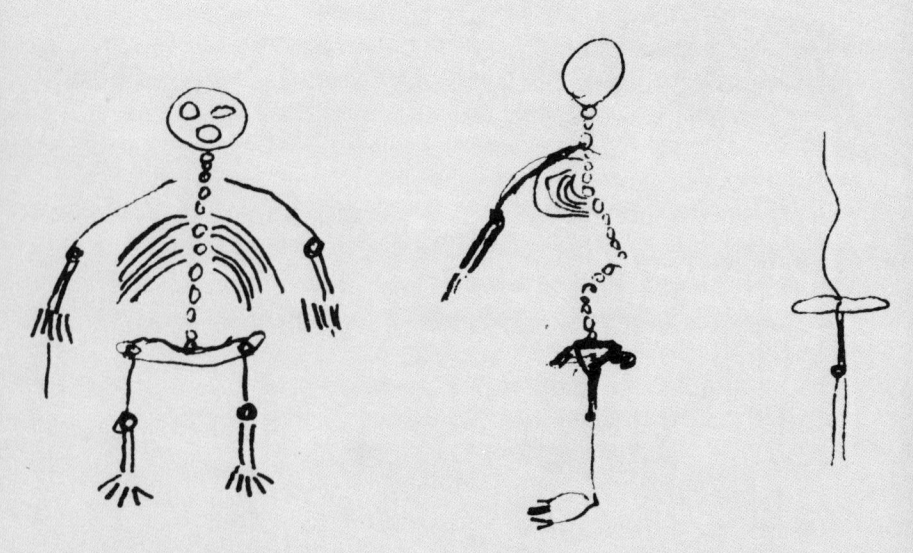

82

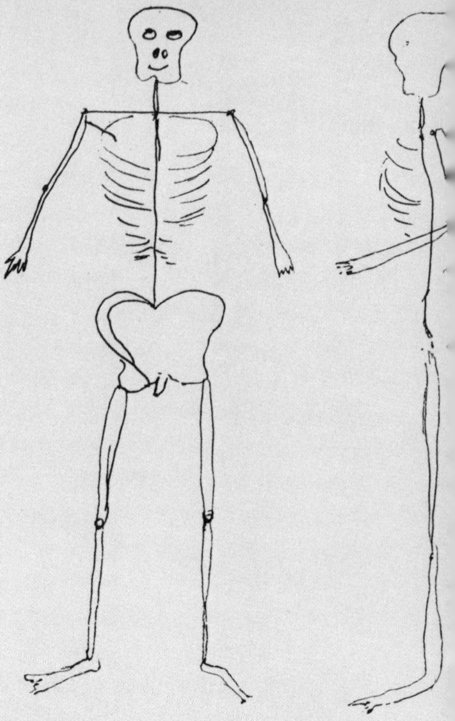

84

3. Kontrollstellungen

Die Kontrollstellungen ermöglichen uns, festzustellen, ob unsere Muskeln und Bänder ihre optimale Länge und Elastizität besitzen. Beide sind notwendig für die uneingeschränkte Beweglichkeit unserer Gelenke und für freie, unbeschwerte Haltung und Bewegung. Sind dieseVoraussetzungen erfüllt, können sowohl Kinder wie Erwachsene aller Altersstufen diese Stellungen ohne Schwierigkeiten einnehmen.

Sind die Muskeln jedoch durch anhaltende psychische oder physische Belastung verkürzt und unelastisch geworden, werden die Stellungen unbequem, schmerzhaft oder überhaupt unausführbar. Um die normale Elastizität und Muskellänge wiederherzustellen, wird die Berührungs- und Kontakttechnik, eine grundlegende Disziplin der Eutonieschulung, angewandt. Sie harmonisiert den Tonus, die Atmung, die Blut- und Lymphzirkulation und die gesamten Stoffwechselvorgänge. Dadurch verschwinden Ablagerungen in Muskeln und Bändern ohne aktive Atem- oder Bewegungsübungen.

Mit Hilfe der hier angeführten Stellungen kann man jederzeit ohne Hilfe Fehlspannungen feststellen, bevor sie zu Störungen im Organismus führen.

Die Kontrollstellungen werden auch im weiteren Verlauf der Eutonieschulung angewandt, indem die jeweils erreichte Stufe der Bewußtseinserweiterung auf den Körperinnenraum (mit Zirkulation, Knochenbau und den inneren Organen) und auf den Kontakt mit der Umwelt einbezogen wird. Außerdem können die einzelnen Übungen als Bewegungsfolge miteinander verbunden werden.

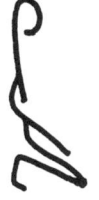

1. Fersensitz (Füße parallel), alle Zehen eingebeugt, auch die kleinen Zehen.
Kontrolle: Beweglichkeit der Zehen und Fußgelenke.

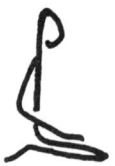

2. Dasselbe mit gestrecktem Fußgelenk.
Kontrolle: wie oben.

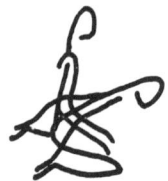

3.
a) Zwischen den Oberschenkeln auf
dem Boden sitzen. Knie gespreizt.
b) Dieselbe Ausgangsstellung – im
Hüftgelenk vorbeugen, bis der Bauch
den Boden berührt.
Kontrolle: Knie- und Hüftgelenke u.
Vorderseite der Oberschenkelmuskulatur.

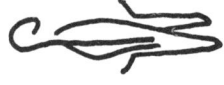

c) Dieselbe Ausgangsstellung. Langsam das Gewicht nach hinten auf das
Kreuzbein verlagern und Wirbel für
Wirbel abrollen, bis der ganze Körper
von den Knien bis zum Hinterkopf
flach am Boden liegt.

4. Auf allen vieren. Ein Knie
über das andere kreuzen, zwischen den Unterschenkeln mit
beiden Sitzbeinhöckern auf d.
Boden kommen.

Kontrolle: Hüft- und Kniegelenke und äußere Seite der
Oberschenkelmuskulatur.

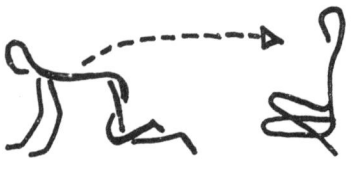

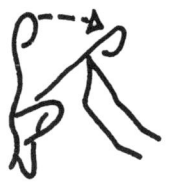

5.
a) Gekreuzte Beine. Rechter Fuß in die linke Leiste, Fußsohle nach oben gewendet, im Hüftgelenk nach vorne beugen.
b) Beide Füße in den Leisten; im Hüftgelenk nach vorne beugen.
Kontrolle: Fuß-, Knie- und Hüftgelenke und die Außenseite der Ober- und Unterschenkel.

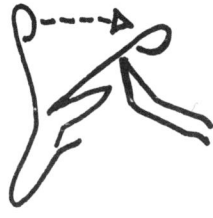

6. Knie gespreizt. Die Füße hintereinandergelegt, so daß die Ferse vor das andere Fußgelenk kommt. Im Hüftgelenk nach vorne beugen, bis die Stirn den Boden berührt.
Kontrolle: Fuß-, Knie- und Hüftgelenke, Innenseite der Oberschenkelmuskulatur.

7. Fersensitz
a) Bein im rechten Winkel abgespreizt, langsam zum Bodensitz gleiten.

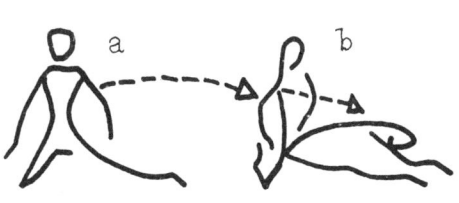

b) Drehung des Oberkörpers, beugen im Hüftgelenk bis auf das gespreizte Bein.
Kontrolle: Streckung d. Innenseite der Oberschenkel.

105

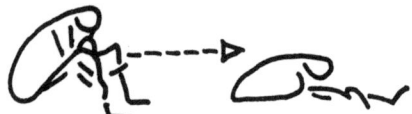

8.
a) Sitzen mit aufgestellten Füßen, Kopf auf die Knie sinken lassen, langsam Knie strecken, Kopf bleibt auf den Knien, bis die Kniekehlen die Erde berühren.

b) Dasselbe mit gedrehtem Kopf, so daß der hinter dem rechten Ohr befindliche Knochen auf dem linken Knie liegt und umgekehrt.

Kontrolle: Streckung der gesamten Muskulatur der Hinterseite (Nacken bis Ferse) und der seitlichen Halsmuskulatur.

9. Rückenlage, die Knie neben die Ohren legen.
Kontrolle: Rücken- und Nackenmuskulatur.

10. Rückenlage
a) Hände hinter dem Kopf gefaltet, Knie gebeugt, Fußsohlen am Boden.
b) Beide Knie fallen zur linken Seite, dann das rechte Knie über das linke auf den Boden legen, ohne daß die Schultern sich vom Boden abheben.
Kontrolle: Wirbelsäule, Hüftmuskulatur, Schultergürtel und Armmuskulatur.

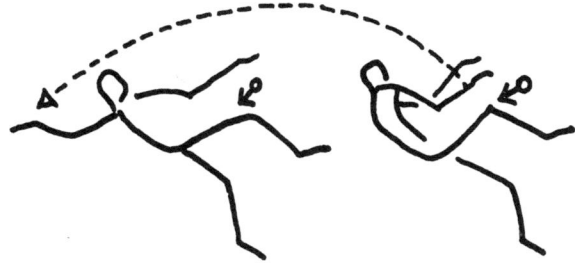

11. Seitenlage, beide Knie am Boden fixiert, Oberkörper dreht sich zur entgegengesetzten Seite, bis Schulter und Arm (diagonal) die Erde berühren.
Kontrolle: Hüftmuskulatur, Schultergürtel und Armmuskulatur. Beweglichkeit der Lenden, Brustwirbelsäule, Becken und Oberschenkelmuskulatur.

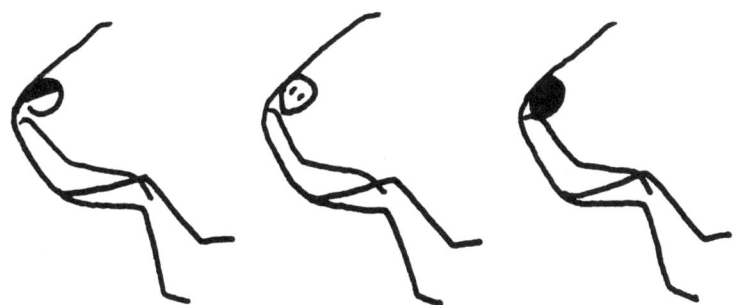

12. Seitenlage rechts, beide Knie am Boden fixiert. Rechter Arm in Schulterhöhe (90 Grad) vom Körper abgestreckt. Ohne die Armstellung zu verändern, das rechte Ohr vor die rechte Armhöhle auf die Erde legen.
Danach den Kopf, ohne ihn zu heben, vorsichtig am Boden drehen, bis die Nase die Stelle am Boden berührt, wo vorher das rechte Ohr lag.
Langsam in die Ausgangsstellung zurück und dasselbe auf der linken Seite wiederholen.

107

4. Physiologische Aufzeichnungen

(Myographien von allgemeinen und eutonischen Bewegungen, aufgenommen von S. Molbech im Institut der Poliomyelitis-Vereinigung, Kopenhagen)

Abb. 85, oben: Hüftbeuge mit gymnastischer Technik. Elektromyogramm von den Muskeln biceps femoris (obere Kurve) und rectus femoris (untere Kurve). Der Schüler liegt in Rückenlage und hebt das Bein in die Senkrechte bei normaler Streckung des Kniegelenks. Die Hauptarbeit wird vom Muskel iliopsoas geleistet. Das Becken wird durch den rectus abdomini in isometrischer Arbeit fixiert. Die beiden mittleren Kurven stellen die integrierte Arbeit beider gemessenen Muskeln dar (IEMG).

Abb. 85, unten: Hüftbeuge mit Eutonie-Technik. Die Registrierung ist die gleiche wie bei Abb. 85, oben. Der Vergleich beider Abbildungen zeigt, daß die Muskelaktivität bei gymnastischer Technik wesentlich größer ist als bei der Eutonie-Technik. Dies ist besonders bemerkenswert, da die totale Bewegung mit Eutonie-Technik größer war als diejenige, die mit gymnastischer Technik ausgeführt wurde. Ein zweiter deutlicher Unterschied ist in bezug auf die Dauer der Aktivitätsperioden zu verzeichnen. Sie sind bei der gymnastischen Technik wesentlich länger als bei der Eutonie-Technik.

Antizipatorische Änderung des Tonus: Der Unterschied der Muskelaktivität konnte auf eine antizipatorische Veränderung des Tonus vor einer jeweiligen Bewegung schließen lassen. Vergleiche die unerwartete Reaktion, die sich einstellt beim Heben eines Gegenstandes, dessen Gewicht wesentlich anders ist, als man vermutete.

Kopenhagen im Februar 1976 S. Molbech

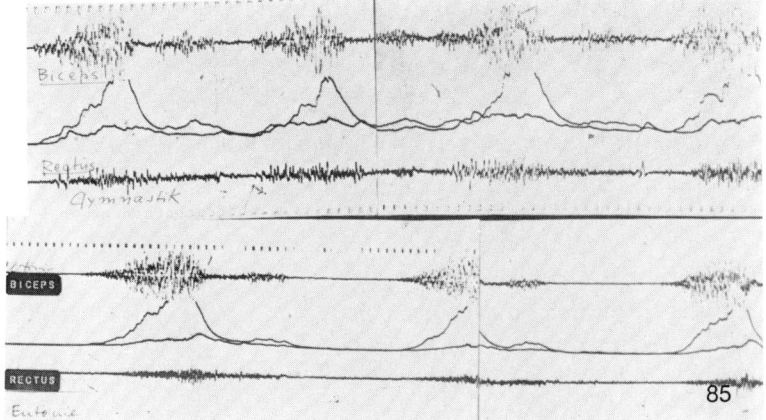

85

5. Spontan entstandene Aquarelle und Zeichnungen nach Eutonie-Behandlungen und Gruppenstunden

Aquarellzeichnungen, ausgeführt von einem jungen Architekten
a) *Abb. 86:* einen Tag vor der ersten Eutonie-Behandlung
Abb. 87: einen Tag nach der ersten Eutonie-Behandlung.
Nicht nur in den Formen ist eine Veränderung festzustellen, sondern auch in den Farben war ein Übergang von blassen zu starken und vitalen Farben zu erkennen, der eine Lösung von vorhandenen Aggressionshemmungen anzeigt.
Abb. 88 und 89: zwei Zeichnungen des Körperkontakterlebnisses mit der Erde und dem umgebenden Raum
b) *Abb. 90:* spontan entstandenes Aquarell der 4. Eutonie-Behandlung einer 35jährigen Frau – die Jungfrau Maria darstellend, die das Jesuskind gebiert.
Die Geburt ihrer Tochter vor 16 Jahren hatte eine schwere Psychose mit Identitätsverlust ausgelöst, die ein halbes Jahr bestanden hatte, an die sie sich aber nicht erinnern konnte.
In der 4. Eutonie-Behandlung erinnert sie sich plötzlich an die Geburtssituation ihres Kindes und weiß, daß sie damals ihren ersten Orgasmus erlebte. Da sie streng kirchlich erzogen war, hatte sie diese Erschütterung sofort total verdrängt. Sie verlor ihre Identität und war ein halbes Jahr die Jungfrau Maria, die den Jesusknaben geboren hatte. Sie erkannte in dieser Zeit niemand von ihrer Familie. Sie erinnerte sich aber jetzt, daß sie in der Psychose immer alte Bilderrahmen an den Wänden sah, aus denen ihre Eltern und Tanten sie drohend ansahen.
Nach diesem spontanen Erinnern verbesserte sie sich im Laufe der dreiwöchentlichen Behandlungen zusehends, sie legte ihr konventionelles Verhalten ab, und ihre sexuellen Komplikationen, an denen sie gelitten hatte, verschwanden. Auch die Beziehung zu ihrem Mann normalisierte sich weitgehend.

110

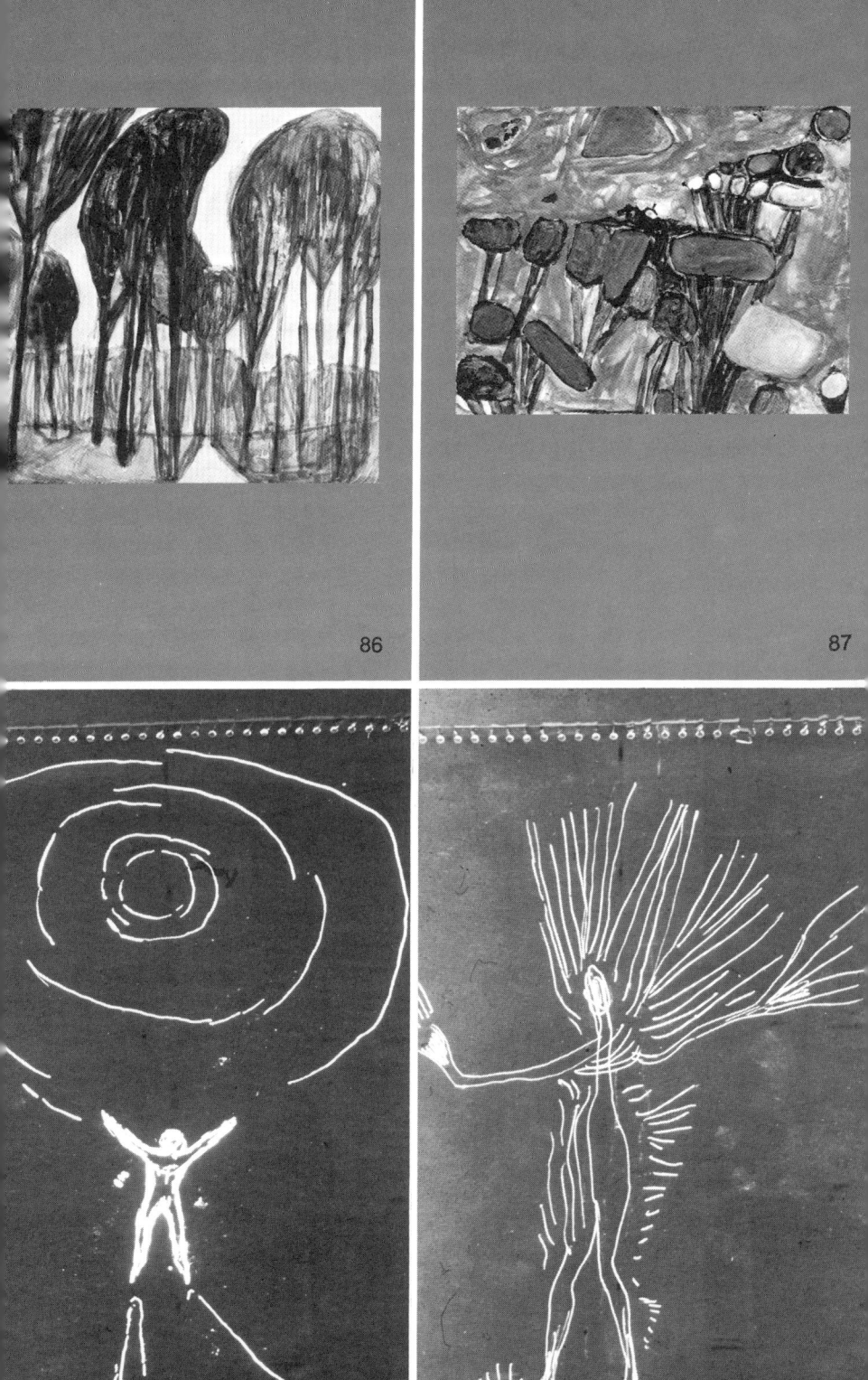

86

87

88

89

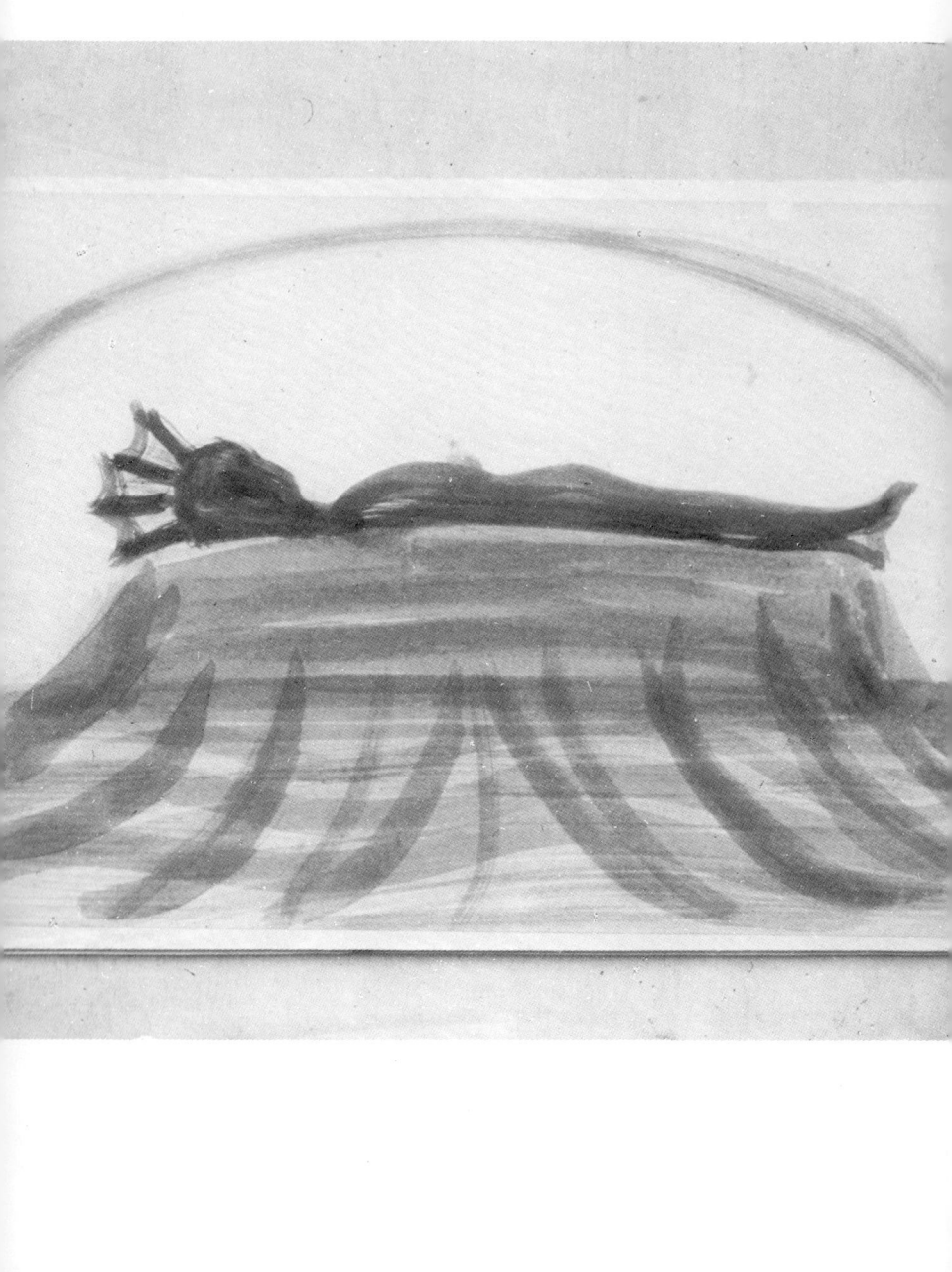

6. Die verschiedenen Behandlungsformen der Eutonie-Therapie

1. Passive Bewegungen
Rollungen, Streckungen, kreisende Bewegungen, nach allen Möglichkeiten der Gelenke, in verschiedener Dynamik.

2. Berührungen der Haut
mit den flachen Händen, mit Fingerspitzen, mit den Nägeln, das Abheben der Haut (äußere Haut, Unterhaut) und Muskeln.

3. Der Kontakt
neutral
Kontakt in zwei Richtungen – ableitend, stimulierend
dynamischer Kontakt (Wechsel von stimulieren und ableiten)
an größeren Flächen oder Reflexpunkten

4. Durchströmung
Pulsation
Vibration

5. Vitalisation der Knochen
Knochenhaut, Knochengewebe, Knochenmark

6. Wecken und Stimulieren des Aufrichtungsreflexes (Transport)
proprioceptiver Reflex

7. Entwicklung maximaler Kraft durch gezielten eutonischen Widerstand.

Je nach Bedarf sind alle diese Techniken mit den verschiedenen Formen der Kontakttechnik zu verbinden.

7. Berichte aus der Praxis der Eutonie-Therapie

Um Einblick in die vielseitigen Wirkungsmöglichkeiten der eutonischen Spannungsregulierung zu vermitteln, wurden im folgenden aus Hunderten von behandelten Krankheitsfällen einige cha-
rakteristische ausgewählt. Besonders ausführlich wurde die Therapie einer Querschnittslähmung aufgezeichnet, da an ihr der Weg
der Heilung unter schwierigsten Voraussetzungen besonders deutlich und typisch dargestellt werden kann.

a) Querschnittslähmung (Paraplegie)
b) Akute Pleuritis exsudativa (Dr. med. A. Bartussek)
c) Schlaflosigkeit (behandelt im Bispebjergkrankenhaus Kopenhagen)
d) Asthma
e) Kongenitale Unterarmdysplasie
f) Coxarthrose
g) Augenverletzung
h) Tic
i) Verletzung des Ischiasnervs
k) Phantomschmerzen (nach Sympathektomie)
l) Poliomyelitis

a) Querschnittslähmung

Der folgende Bericht über die Behandlung einer Querschnittslähmung ist so ausführlich, auch mit den eigenen Beobachtungen des
Kranken, angeführt, weil erfahrene Therapeuten daraus viele Hinweise für eine Neuorientierung der traditionellen Behandlungswei-
sen entnehmen können, die den vielen Gelähmten neue Hilfen
bringen können.
Fachärztliches Gutachten vom 24. 1. 1972 über den obengenann-
ten Herrn X. Das Gutachten soll insbesondere zu der Frage Stellung nehmen, zu welchem Prozentsatz durch den Unfall vom
8. 6. 1971 eine Dauerinvalidität verbleibt.
Vorgeschichte. Familienanamnese: Keine für das jetzige Krank-
heits- und Behinderungsbild wesentlichen Angaben. Erb- und Gei-
steskrankheiten in der Familie werden nicht angegeben.

Eigenanamnese: Als Kind Mumps. 1955 anikterische Hepatitis. 1960 Appendektomie. 1968 Feststellung einer abgeheilten spezifischen Pleuritis. *Persönlich-Soziales:* Schulausbildung bis zur Unterprima. 18 Monate Bundeswehr. 1970 Praktikum in einem Erziehungsheim für eine spätere Ausbildung zum Sozialarbeiter. Seit 15. 3. 1971 Studium der Sozialpädagogik an einer Fachhochschule für Sozialpädagogik.

Jetzt: Am 5. 6. 1971 vormittags verunglückte Herr X als Beifahrer in einem PKW bei einer Rallye: als der Wagen in einer Kurve von der Straße heruntergetragen wurde und sich überschlug, wurde Herr X aus dem Fahrzeug geschleudert. Als er, nach offenbar kurzer Bewußtlosigkeit, zu sich kam, bemerkte er, daß die untere Körperhälfte gelähmt war.

Bei der Erstversorgung im Krankenhaus wurde eine Kopfplatzwunde am Hinterkopf festgestellt und versorgt. Des weiteren fand sich offenbar eine komplette Paraplegie. Außerdem wurde ein »Bluthusten« festgestellt.

Noch am Unfalltage erfolgte Verlegung mit Bundeswehrhubschrauber in die Abteilung für Querschnittsgelähmte der Orthopädischen Univ.-Klinik Heidelberg. Hier fanden sich Stauchungsbrüche des 7., 9. und 12. Brustwirbels und des 1. Lendenwirbels und infolge der damit verbundenen Verletzung des Rückenmarks eine unterhalb des 8. Brustmarksegmentes inkomplette, unterhalb des 12. Brustmarksegmentes komplette Querschnittslähmung mit Blasen- und Mastdarmlähmung. Es ergab sich des weiteren der Verdacht auf eine kleine Absprengung an der knöchernen Basis des Mittelgliedes des 5. Fingers rechts und der Verdacht auf eine schmale laterale Haematopneumothoraxbildung rechts. Während der bis zum 10. 12. 1971, also 6 Monate dauernden stationären Behandlung ergab sich keine Rückbildung der primär gefundenen Lähmungen. Nach anfänglicher Lagerungs-Drehbehandlung auf Stryker-Drehbett wurde Herr X, nachdem die Röntgenkontrolle eine ausreichende Konsolidierung der Wirbelfrakturen gezeigt hatte, nach Ablauf der 9. Woche im normalen Bett gelagert und langsam aufgerichtet. Ab Ende der 12. Woche nach dem Unfall war er in der Lage, ganztags im Rollstuhl zu sitzen. Er

115

erlernte relativ rasch ausreichende Sitzbalance und vollständige Beherrschung des Rollstuhls. Er wurde mit Oberschenkelschienenschellenapparaten und Unterarmstockstützen versorgt und lernte, sich mit diesen Hilfsmitteln über kürzere Strecken im Zuschwunggang und, bei Begleitung durch eine Zweitperson, auch im Durchschwunggang fortzubewegen. Ein zwischenzeitlich auftretender Harnwegsinfekt bei unverändert bestehender Blasen-Mastdarm-Lähmung konnte durch gezielte Antibiotika-Behandlung in die Latenz gedrängt werden. Herr X erfuhr ein intensives Training in den Handhabungen des täglichen Lebens und in der Versorgung der gelähmten Harnblase und des Enddarms.

Bei der Entlassung aus stationärer Behandlung ergab sich folgender *Befund:*
24 Jahre alter, nach Angaben 183 cm großer und etwa 75 kg schwerer Mann. In befriedigendem Ernährungs- und dem Lähmungsbild entsprechendem Kräftezustand. Haut und sichtbare Schleimhäute lebhaft durchblutet. Keine Ödeme, keine Zyanose, keine Ruhedyspnoe. Kein Ikterus, keine Varizen.

Kopf: frei beweglich, nicht druck- und klopfempfindlich. NAP frei. Reizlose Narbe nach Kopfplatzwunde im Hinterhauptsbereich. Augen, Nase, Ohren äußerlich o. B.

Mundhöhle: Zunge wenig belegt, feucht, Rachenring reizlos. Gebiß versorgt.

Hals: Keine vergrößerten Lymphknoten, keine Struma.

Thorax: kräftig gewölbt, seitengleich und ausgiebig beatmet. Zwerchfell in normaler Höhe, ausreichend verschieblich. Sonorer Klopfschall und leises Vesicularatmen über allen Lungenpartien.

Herz: Töne leise. Uncharakteristisches Systolicum mit punct. maximum über der Spitze. Frequenz um 60/min.

RR: 130/65

Abdomen: weich, eindrückbar. Leber und Milz nicht tastbar vergrößert, Nierenlager frei. Äußeres Genitale altersentsprechend. Es wird ein Urinal getragen.

Rücken: Normale Form und Schwingung der Wirbelsäule, keine sichere Gibbusbildung. Mäßiger Klopfschmerz über den Dornfortsätzen der unteren Brustwirbelsäule. Keine Hautschäden.

Extremitäten: Obere Gliedmaßen: In allen Gelenken aktiv frei beweglich; *untere Gliedmaßen:* Die Beine liegen der Unterfläche gestreckt auf. Die passive Gelenkbeweglichkeit in den unteren Gliedmaßen ist gegen mäßigen spastischen Widerstand frei, die aktive Beweglichkeit ist vollständig aufgehoben. Normaler Hautturgor, normale Gelenkkonturen.

ZNS: Pupillen mittelweit, seitengleich rund. Prompte und ausgiebige Reaktion auf L. und C. – Kein Nystagmus, kein Strabismus. Auch übrige Hirnnerven bei orientierender Überprüfung intakt. Motilität, Sensibilität, Koordination im Bereich der oberen Körperhälfte o. B.

Die Sensibilität ist rechts unterhalb Th 7 im Sinne einer Hypästhesie und Hypalgesie, unterhalb Th 10 im Sinne einer kompletten Anästhesie und Analgesie, links unterhalb Th 7 ebenfalls im Sinne einer Hypästhesie und Hypalgesie und unterhalb Th 12 im Sinne einer kompletten Anästhesie und Analgesie beeinträchtigt. Dementsprechend findet sich eine motorisch, bds. unterhalb Th 8 inkomplette, unterhalb Th 12 komplette, nur angedeutet spastische Paraplegie.

Reflexe: BSR, TSR, RPR bds. pos. – BDR in allen Etagen nicht sicher auslösbar. Cremasterreflex positiv. PSR und ASR positiv. Babinski bds. positiv.

Vegetativum: Komplette Blasen-Mastdarm-Lähmung. Entleerung erfolgt durch Reizung von Triggerzonen und durch manuelles Ausdrücken. Impotentia coeundi et generandi.

Zusammenfassung und Beurteilung

Als Folge des Verkehrsunfalls vom 8. 6. 1971 besteht bei Herrn X ein Zustand nach Stauchungsbruch des 7., 9., und 12. Brustwirbelkörpers und des 1. Lendenwirbelkörpers, ein Zustand nach Verletzung des Rückenmarks im Bereich des mittleren/unteren Brustmarks mit hieraus resultierender, unterhalb Th 8/10 abgrenzbarer Querschnittslähmung mit Blasen-Mastdarm-Lähmung.

Nach 6monatiger klinischer Behandlung ist es zu keiner Rückbildung dieser Lähmungen gekommen, so daß heute mit an Sicherheit grenzender Wahrscheinlichkeit davon ausgegangen werden muß, daß diese Lähmungen als direkte Unfallfolge als Dauer bestehenbleiben werden.

Herr X wird also zeitlebens voraussichtlich an die Benützung eines Rollstuhls gebunden bleiben. Er wird ebenfalls auf Dauer keine Kontrolle über die Blasen- und Mastdarmfunktion besitzen. Es muß mit einer dauernden erheblichen Beeinträchtigung der Sexualfunktion gerechnet werden. Ein erhebliches Maß an Abhängigkeit von Hilfspersonen und an Pflegebedürftigkeit wird bestehenbleiben.

Die unfallbedingte Minderung der Erwerbsfähigkeit ist demzufolge voraussichtlich auf Lebenszeit mit 100 % (einhundert) zu beziffern.

Wenn Herr X in der Zukunft trotz dieser sehr schweren Behinderung sein Studium wieder aufnehmen wird und wenn er möglicherweise zu einem späteren Zeitpunkt auch eine berufliche Tätigkeit ausüben wird, so handelt es sich dabei um Leistungen, die angesichts der Schwere der Behinderung nicht zu fordern und nicht zu erwarten sind. Der dafür erforderliche ständige Kraftaufwand ist ihm auch unter billiger Berücksichtigung seiner Ausbildung und seiner bisherigen Tätigkeiten nicht zuzumuten – die in Zukunft in diesem Bereich sich zeigenden Leistungen müssen also hinsichtlich der Bewertung des Invalidengrades außer Betracht bleiben.

Herr X ist auch für die Zukunft auf regelmäßige ärztliche Überwachung, auf die Durchführung regelmäßiger krankengymnastischer Behandlungsmaßnahmen, auf in Abständen durchzuführende klinische Kontrolluntersuchungen und wahrscheinlich auch auf spätere neuerliche klinische Behandlungen angewiesen.

Gez. Prof. Dr. Paeslack
Leiter der Abteilung für Querschnittsgelähmte

Tagebuch von X über die Behandlung bei Frau Alexander vom 16.1.–4.2.1973

16. 1.　Kribbeln in beiden Beinen als wirkliches Gefühl erfahren.
18. 1.　Das erste Mal den Knochenaufbau bis zu den Fersen hinab gespürt. Konnte das Bein gegen den Druck der Hand strecken, spürte Bewegung im linken Kniegelenk und in beiden Hüften.
Das Kribbeln ist nicht mehr so diffus.
Nach der Behandlung etwa 2 Stunden gefroren.
19. 1.　Ruhetag

118

20. 1. Während der Behandlung gefroren, das 1. Mal Druck auf die Muskulatur im linken Oberschenkel gespürt. Das Erfühlen erfordert nicht mehr so viel Konzentration, da das Gefühl stärker in den Knochen ist. Streckreflex leicht gefunden.

21. 1. Beim Erfühlen der Körpersensibilität paßte sich das Gefühl der nichtgelähmten Teile denen der gelähmten an oder umgekehrt. Der Körper war wieder eine fast spürbare Einheit. Die Sitzbalance ist sehr viel sicherer, fast gut mit geschlossenen Augen. Bei Erschütterungen des Rollstuhls Verschiebung der Haut über dem Sitzbein gespürt.

22. 1. Beim Erfühlen des rechten Armes stellt sich sofort Kribbeln im rechten Bein ein. Bei der Hand, dem Fuß, ebenso links. Konnte das rechte Bein besser strecken als das linke.

24. 1. Beim Gehen kann ich das eine Bein besser hochziehen, wenn ich mit dem anderen Bein versuche, mich abzustützen.

25. 1. Der Streckreflex wird immer stärker und besser spürbar. Im Gefühl hat sich nichts Wesentliches verändert. Als ich Annegret beim Anbeugen des Knies helfen wollte, sagte sie, es gehe schwerer hochzuheben anstatt leichter. Das kommt daher, daß ich das Gefühl zum Anbeugen nicht hatte und statt dessen das Bein streckte. Nach einigem Üben und Abgucken war ich dann aber so weit, daß es wenigstens wieder normal war.

26. 1. Fühlte mich nach der Behandlung kräftig, und alles war schön belebt. Spürte am Kniegelenk, wie ich die Beine in den Gehapparaten strecken konnte. Wenn ich mich selbst berühre, spüre ich es immer deutlicher, besonders im linken Bein. Fühlte mich in der Nacht wieder an Nase, Mund und Haut entsetzlich trocken. Bemerkte am nächsten Tag, daß ich bei und nach einem 3stündigen Spaziergang reichlich erschöpft war.

28. 1. Vor der Behandlung gelaufen. Behandlung war sehr intensiv und lange. Danach sehr, sehr erschöpft. Konnte mich im Kniestand mit den Beinen vor und zurück bewegen. Linker Oberschenkel immer gefühlsempfindlicher. Kein Rückgang der Sensibilität, sondern allgemein leichte Verbesserung.

29. 1. Verbesserung des Allgemeinzustandes. Gegen Morgen starke Spasmen.

30. 1. Das Strecken in den festgestellten Gehapparaten fällt mir jetzt leicht. Ich spürte heute zum 1. Mal beim Strecken eine Festigkeit von der Hüfte bis in den Fuß. Das gab mir Sicherheit beim Stehen. Kribbeln im linken Bein und rechten Oberschenkel wieder stark und heiß spürbar.

Heute besichtigte Frau Dr. Lise Plum, Fachärztin für Physikalische Medizin, meine ersten Erfolge.

1. 2. Die Blase hat unter Belastung 290 ccm gehalten (morgens beim Durchbewegen).

2. 2. Bauchmuskel über der Blase deutlich gespürt. Kann die Muskeln bewegen. Nächsten Morgen 2 x über 300 ccm aus der Blase geklopft. Auf viele Arten die Beine gestreckt. Nach der Behandlung sehr starkes Kribbeln und Prickeln in beiden Beinen gefühlt. In der Nacht erst nach Stunden Ruhe gefunden.

3. 2. Beim Hantieren an der Wirbelsäule zwischen den Schultern plötzlich heftiges und kurzes Zucken im Magen gespürt. Danach bis in die Nacht Reizgefühl im Magen und Bauch gehabt. Die Festigkeit der Muskulatur um das Bekken herum mit Wohlempfinden gespürt, besonders wenn ich die Beine zum Bauch hin angezogen habe. Auf der Seite liegend, spürte ich die Verschiebung der Muskeln über dem Oberschenkelhalsknochen. Blase entleert sich beim Klopfen in kleiner Menge ohne Drücken.

In der Zeit vom 5. 2. bis 25. 2. hat sich in zeitlicher Reihenfolge folgendes entwickelt:
1. Bewegen und Fühlen der Rückenmuskeln bis hinab zum Steißbein.
2. Nach dem Durchbewegen 350 ccm aus Blase geklopft, einmal sogar 400 ccm. Es ist bis heute wieder auf 250 ccm zurückgegangen.
3. Im Sitzen kann ich mich durch Anspannen der Muskeln im Oberschenkel ohne Mühe aus der Gleichgewichtslage zum Vorfallen bringen.
4. Auf der Seite mit angebeugten Beinen liegend, spüre ich mit

120

der Hand zwischen den Knien seit ca. 1 Woche Bewegung in allen möglichen Sehnen, wenn ich die Beine strecke, anziehen, zusammendrücken oder auseinanderspreizen will.

5. Spasmen im Bein kann ich unterbrechen, wenn ich willentlich das Bein bis in die Ferse strecke.

Fischerhude (Teilnahme am Gruppenunterricht)

29. 7. 1973 Volles Programm. Vormittags nach den Stöcken unter dem Kreuzbein wie von Tarantel gestochen. Endwirbel eiskalt. Plötzlich seelisch und körperlich Energieausbruch. Aber noch vor Mittagessen ausgeflossen. Müde. Nachmittags Schmerzen von den Stöcken. Frau Alexander hat geholfen, dann war der Schmerz bald weg. Eutonie-Bewegung hat unheimliches Kribbeln in den Beinen gebracht. Muskelspannung gespürt.

30. 7. Hals und Halswirbel erfühlt. Nachmittags Drehung der Wirbelsäule mit Ausnutzung der Rippenwirbelgelenke. Brustbein mit Bambus verlängert: riesige Reaktion. Nachts wieder viel Urin, obwohl ich abends kaum getrunken habe.

2. 8. Den ganzen Tag geübt: abends schlanke Beine. Manchmal bei sehr konzentriertem Abstrecken in den Boden realer Kälteschauer im linken Knie und Oberschenkel.

3. 8. Beine durch Übung schlank gehalten.

5. 8. Kein Bedürfnis zu üben. Aus zuviel Üben droht Nicht-Üben aus Faulheit zu werden: Beim Gehen toll die Linie bis runter in die Schuhe gespürt. Viel geruht, aber völlig erschöpft. Warum?

6. 8. Etwas Fieber, aber weiß nicht warum. Nachmittags zu kaputt, weiter die Beine im Bewußtsein zu behalten – werden dick.

7. 8. Furunkel am Gesäß.

10. 8. Beine beleben sich langsam wieder.

11. 8. Sind völlig wieder da. Lust und Kraft zum Üben.

12. 8. Gestern noch gut geübt, aber Beine so schrecklich dünn. Heute genauso, rechts gibt es bei Druck sofort rote Stellen, links gar nicht.

15. 8. Wieder gelaufen, recht gut.

20. 8. Heute festgestellt, daß ich mit geschlossenen Augen besser stehe, als wenn ich sehe. Die Konzentration ist so groß, daß ich halt alles richtig mache.

11. 9. Gut abgeführt, nicht mehr geschwitzt. Dabei aufs Knie geklopft, um den Transport in die Erde zu erfühlen, und beobachtet, daß sich bei jedem Schlag die Muskeln im Oberschenkel zusammenzogen. Spasmen oder Reflex? Das nächste Mal werde ich das mit Konzentration tun und dabei beobachten, gut gelaufen.

12. 9. Schmerzen in den Zehen, stärkeres Kribbeln. Beim Abstützen in die Fußstützen gingen die Beine von allein auseinander. Beim Laufen rechtes Bein so lange in die Erde gedrückt, bis das linke Knie hochkam. Umgekehrt ging es nicht so recht.

14. 9. Beim Laufen, wenn ich das rechte Bein (Fuß) in die Erde gedrückt habe, kam zweimal leicht und unerwartet der linke Fuß ganz allein hoch. Ich glaube, daß das die ersten Zeichen eines unheimlich großen Fortschrittes sind.

17. 9. Fuß- und Kniegelenke beim Aufsetzen gespürt, guten Kontakt zu den Beinen, nicht gelaufen.

18. 9. Hochzeit
Beobachtet, daß ich den Spasmus in den Beinen lenken kann. Wenn ich spüre, daß Spasmen kommen und ich mich strecke, dann kriegen sich die Beine ein.

25. 9. Jetzt habe ich den Beweis. Gerade hänge ich mit dem Oberkörper über den Oberschenkeln und stütze mich mit der rechten Hand auf dem rechten Fußspann ab. Gewohnheitsmäßig gebe ich den Druck in den Haken und merke plötzlich, wie sich die Sehnen (innerlich) über den Spann bis in die Zehen spannen. Jedesmal! Toll!

26. 9. Bestens gelaufen.

2. 10. Wieder warmer und kalter Schauer im Oberschenkel. Auf der linken Seite liegend, habe ich bemerkt, wie die Hüfte von unten her sich bewegt ohne Einsatz der Muskeln vom Gefühlsbereich.
Laufen war besonders gut, rechts und links gleich stark.
Versuche jetzt die Bauchmuskeln zu entspannen beim Halten der Hüften.

3. 10. Während des ganzen Tages waren meine Beine wechselweise lebendig und gut zu erreichen und dann wieder weg.

4. 10. Schmerzen im linken Oberschenkel abends.

9. 10. Wieder gesteigert beim Laufen, danach Übergefühl in den Zehen und sehr lebendig. Beim Abführen kein bißchen geschwitzt.

10. 10. Ganz, ganz gut gegangen, auch rückwärts. Ich glaube dabei, das erste Mal kapiert zu haben, daß ich beim Vorwärtslaufen mich gestreckt nach vorne neigen muß. Linke Zehen wieder Übergefühl. Anfänglich beim Gehen Spannung in Gesäßmuskulatur gespürt.

16. 10. Nach sehr gutem Gehen ca. 1 Stunde ganz starkes Kribbeln in den Beinen und im Gesäß.

21. 10. Unheimlich gut. Bei Laufpause gestreckt im Rollstuhl gesessen und bei Streckversuch Flimmern in den Muskeln, die die Kniescheibe hochziehen. Danach, wie immer, sehr belebt. Abends im Bett das erste Mal auf der Seite so gestreckt, daß der Kopf hochkam.

22. 10. Wieder sehr gut gelaufen. Bauchmuskeln immer weniger im Einsatz. Am Knie gestoßen, gleich gekribbelt.

30. 10. Wieder volles Programm in der Schule. Beine sehr gut gehalten. Habe aber den Eindruck, daß Spannung beim Hochstützen im Rollstuhl in den Beinen nachläßt. Auch Festigkeit beim Gehen mühsamer zu erlangen. Mehr Spasmus, wahrscheinlich wegen Schule. Abends in beiden Oberschenkeln kalter Schauer.

3. 11. Schlecht gelaufen. Krämpfe im Bauchgrenzbereich. Unterleib erregbar, mehr Spasmus.

8. 11. Gelaufen, nicht so gut.

10. 11. Recht gut gegangen. Beine trotz vielen Sitzens dünn.

1. 11. Hervorragend gegangen, frei gestanden nur mit Anlehnen des Gesäßes an den Barrenholmen und Gleichgewicht gehalten beim Armvorheben. Festgestellt, daß das Sitzen tatsächlich Kraft verbraucht und Fortschritte nur mit viel Ruhe zu erzielen sind.

12. 11. Trotz nicht extra intensiven Beindenkens sind diese dünn geblieben. Das heißt doch, daß ich sie schon in den normalen Tag einbezogen habe.

16. 11. Anreise Kopenhagen.

17. 11. Schlecht gelaufen. Aber dann kam um 14.00 h Frau Alexander. Bei der ersten Behandlung war mein Körper gleich kalt, einen Augenblick später wurden die Fingernägel weiß, und ich fror und fror. Nach der Behandlung wurde ich müde und habe 3 Stunden tief geschlafen mit Klängen in den Ohren und Lichtvisionen vor den Augen. Alle 10 Zehen brannten vor Kälte, später bekam ich das Gefühl eines kalten Fußes, was bis in die Nacht anhielt.

18. 11. Während der Behandlung gegen Kreuz- und Sitzbein auf Seite liegend gedrückt. Dabei plötzlich einen Schauer von Gefühl und enormer Spannung, die mich fast überwältigt hat, (gefühlsmäßig) im gesamten gelähmten Bereich bekommen. Vorher oft schmerzende Stelle über der Niere entkrampft, seitdem keine Schmerzen mehr (links). Abends völlig erschöpft.

19. 11. Gefühl wie bei Grippe, Tag bis Behandlung um 18.30 h im Dämmerzustand verbracht. Lediglich auf der rechten Seite das erreicht, was gestern auf der linken erreicht worden ist. Kein Ruhebedürfnis.

20. 11. Während der Behandlung und danach wie ein Kind immer wieder mit den Muskeln bis zum Knie gespielt.

21. 11. Wieder den Fuß gegen die Wand gedrückt. Den Weg heute besser gefunden (sicht- und spürbar für die anderen). Wenn ich »mal eben so« drückte, war der Erfolg immer am größten. Danach hat Frau Alexander sich ausschließlich um die Beine bemüht. Nach der Behandlung bis in die Nacht hatte ich eiskalte Beine.

22. 11. Tag dahingedämmert, jede Aktivität viel schwerer. In der Übungsstunde elektrisches Feld zwischen den gespreizten Beinen gespürt. Abends schon mehr heiße als kribbelige Füße.

23. 11. Intensive Behandlung gehabt. Das erste Mal, nachdem ich gestern das Skelett gesehen hatte, die 100%ige genaue Knochenverbindung vom Trochanter bis zum Fußgelenk realisiert. G. Alexander hat wieder die Wirbelsäule behandelt. Danach bis zum Schlafengehen unangenehme Rückenschmerzen genau am 12. Wirbel. Total erledigt.

25. 11. Unheimlich viel geübt, die Beine zu strecken. Beim Hochklappen des Fußes Achillessehne ganz zart, aber genau gespürt (links). Ebenso die Spannung bis hinauf zum Sitzbein. Gefühl eines allgemeinen Fortschrittes. Sehr kaputt.

25. 11. Wieder unheimliches Fortschrittsgefühl beim Strecken und hinterher beim Sitzen mehr Festigkeit. Wieder sehr kaputt. Linker Oberschenkel brannte wie Feuer bis zum Abend.

21. 11.–28. 11. Beide Male in den Übungsstunden auf der Seite liegend Beine gestreckt. Den Weg zur Streckung aber schlecht gefunden. Auf dem Bauch liegend, wurde es mir immer leichter, den Weg zur Streckung zu finden.

29. 11. Den richtigen Weg in der Vorstellung zur Streckung wiedergefunden. Die Müdigkeit ist vorbei und die Schlaffheit.

Rückfahrt von Kopenhagen

4. 12. Wieder zu Hause. Endlich wieder gelaufen, erst sehr schlecht, dann aber recht gut. Ich glaube, daß mir das Abstoßen beim Gehen gelungen ist. Abends ¾ Stunden intensiv im Bett geübt, da von Taille abwärts kalt. Erfolg: nach knapp einer Stunde glühende Haut von oben bis unten, beim Erfühlen von Beckenschaufel, Steißbein, Schambein.

5. 12. Abends unangenehm heiße Oberschenkel. Von 17.00 bis 23.00 h ununterbrochen gesessen.

6. 12. Wahnsinniger Spasmus am Morgen. Den ganzen Tag hohe Spannung, die oft in Spasmus überging (Sturmtief). Vom Kniestand bis fast an die Fersen gegangen und bei 45° durch die Schienbeine gedrückt. Es war ein Erlebnis, ich federte richtig hoch.

7. 12. Im Kniestand Muskelbewegung im Oberschenkel beim Wegdrücken der Knie gesehen.

9. 12. Schwierigkeiten mit der Blase, wird nur noch ganz langsam leer und drücken tut weh.

11. 12. Wieder nicht gegangen, zu viel gesessen, aber Beine sind nicht dick geworden. Abends beim Üben mit meiner Frau gleich warm geworden, keine Verschlechterung.

12. 12. Spannung nach oben und unten in der rechten Kniekehle bei Streckung gespürt. Gut gegangen.

14. 12. Heute lange im Kalten gewesen, danach von unten herauf gefroren. Endlich gefühlt, daß ein natürlicher Wärmeaustausch durch den ganzen Körper wieder funktioniert. Schmerz in der linken Zehe.

X hat seit Jan. 1973 außer den 3 Behandlungsserien à 15, 11 und 9 Behandlungen in Kopenhagen zweimal 10 Tage am Gruppenunterricht der Sommerkurse der Schule teilgenommen, wo zahlreiche Therapeuten seine Fortschritte verfolgen konnten.

Befund zu Anfang der dritten Behandlungsperiode im Mai 1975
Nach überstandenem Examen als Sozialarbeiter ist X in einem Heim für schwer erziehbare Jugendliche 8 Stunden täglich tätig. Er übt Gehen und Stehen mit Stativ täglich 15 Minuten, sonst sitzt er im Rollstuhl.
Vor drei Wochen hat sich eine offene Stelle, die vor 2 Jahren als Folge einer Furunkulose zurückblieb, mit heiler dicker Haut geschlossen. Seit dem Unfall war die rechte Sitzfläche immer rot. Dies ist besonders bemerkenswert da X im Beruf 8 Stunden sitzt.
Normal beweglich in Hüfte, Knie- und Fußgelenk. Rechtes Fußgelenk kann 15 cm dorsal flektieren, links 10 cm.
Kein Ödem, Haut warm, Farbe normal (Zeitpunkt 11.30 h Vormittag), keine Druckstellen.
Patellarsehnenreflex: rechts und links keine erweiterten Zonen, lebhafte, aber nicht übermäßige Reaktion.
Achillessehnenreflex: Fußklonus kann auf beiden Seiten erzielt werden, kann aber auch bewußt verhindert werden.
Babinskireflex: bilateral.

Oberschenkel-umfang	12 cm vom Patella-rand	
	rechts 37,5 cm	links 38 cm
Wadenumfang	rechts 31 cm	links 31 cm

Die Muskulatur fühlt sich fest, elastisch und lebendig an.
Blasenfunktion: Die Blase hält immer über 300 ccm, oftmals 500 ccm. Klopftechnik nach 3maligem Drücken leer. Spürt bei Füllung der Blase Stauung im Kopf, Leerung 6mal täglich.
Oberflächensensibilität rechts eben unter der Nabelhöhe, links 5 cm unter der Nabelhöhe

Drehung vor der Eutonie-Schulung nur mit Armschwung möglich. Jetzt Drehung mit der Rumpfmuskulatur (Nabel bewegt sich aufwärts).

Sitzbalance gut, kann cirka 5° vorbeugen.

5. Mai 1975
gez. Dr. Lise Plum, Facharzt für Physiotherapie

Nachuntersuchung am 15. Mai 1975
Kein Ödem, auch nicht abends.

Fußklonus wird schneller verhindert als bei der letzten Untersuchung vor 10 Tagen.

Der Zusammenhang von Becken und Wirbelsäulenbewegung ist sicherer geworden: beim Sitzen, beim Stehen und beim Gehen. Sitzend auf dem Boden mit angebeugten Knien, die Hände auf den Kniescheiben, kann er die Hüfte 30° nach hinten beugen, zur Senkrechten kommen und etwa 10° nach vorne beugen, ohne daß der natürliche Zusammenhang von Becken und Wirbelsäule verlorengeht, d. h. also, daß die Beckendrehung von Anfang an an der Bewegung beteiligt ist.

15. Mai 1975 Kopenhagen
gez. Dr. Lise Plum

Folgende Erfahrungen der Eutonie-Therapie scheinen mir wesentlich für eine Neuorientierung der Behandlung von Paraplegikern:

1. Als Grundlage der Behandlung sollte die *Zirkulation* normalisiert werden (mit Eutonie in 2–3 Wochen erreichbar).

2. Die *Resensibilisation* sollte mit der Bewußtmachung der Oberflächen und Tiefensensibilität in den gesunden Teilen des Oberkörpers beginnen (bei X trat schon in den ersten Tagen bei Bewußtmachung der Berührung in den Armen spontan ein gleiches Gefühl in den Beinen auf).

3. Für die *Bewegungsinnervation* ist es wesentlich, daß keinerlei motorische Innervation, insbesondere keine Kontraktionen versucht werden, bevor der Tonus und vor allem der proprioceptive Reflex, der »Transportreflex« bewußt gemacht und beherrscht sind.

Der Kranke sollte von Anfang an beim Durchbewegen im Bewußtsein aktiv teilnehmen, als ob er selber die Bewegungen ausführen könnte. (Bei X war schon in der ersten Woche deutlich am Gewicht der Beine zu spüren, ob er mitdachte oder nicht. In der zweiten Woche konnten er selber und die Pflegeperson den Gewichtsunterschied (= Tonusänderung) fühlen.

Ebenso konnte er in den ersten Behandlungswochen den durch Druck auf die ganze Fußsohle ausgelösten Transportreflex im Stehen und beim Gehen anwenden. Am Ende der $2^1/_2$wöchigen Behandlungsserie (15 Behandlungen) konnte er in Seitenlage mit der eigenen Hand in der Kniegegend deutlich Bewegungen der Muskeln und Sehnen tasten, wenn er versuchte, noch ohne für andere sichtbares Resultat, die Beine zu strecken.

Über die bewußte Gammainnervierung des »Transportreflexes« sprechen allmählich die dynamischen Muskeln an (für den Eutonisten spürbar, auch wenn noch keine Muskelkontraktion tastbar ist), bis die ersten schwachen Streckbewegungen sichtbar werden. Die Bewegungen werden nur nach genügenden Zirkulationsvorbereitungen und auch dann nur unter Kontrolle, im Anfang nur 1–2mal ausgeführt, dann 2–4mal, da es sonst zu einer Überforderung der zu regenerierenden Funktionen kommt, die den weiteren Fortschritt verhindert. Auf lange Zeit hinaus werden nur Streckungen geübt, bis der Schüler bei zunehmender Bewegungskraft von sich aus, meist unbewußt, Kontraktionen anwendet. Diese werden dann mit Spannungsgleichgewicht von Agonist und Synergisten (siehe eutonische Bewegungen) geübt.

b) Akute Pleuritis exsudativa (Nasse Rippenfellentzündung)

Anamnese: Herr N. H., 38 Jahre alt, ist vor zwei Tagen mit Schluckbeschwerden und einer Schwellung der linksseitigen Kieferwinkellymphknoten erkrankt. Erste Temperaturmessung am Vortag 38,2°C. Dabei allgemeines Erkältungsgefühl (Frieren).
Befund: Mittagstemperatur 38,2°, abends 39,5°. Allgemeinstatus sowie Herz und Kreislauf bis auf geringfügige Tachykardie o. B. Lungen, rechts hinten über Basis 4 QuF hohe lateral ansteigende Schallverkürzung, mit der Atmung voll verschieblich; darüber abgeschwächtes Atmen, sonst o. B.

N. H./Pleuritis exsudativa

Diagnose: Pleuritis exsud. dxtr. ac.

Bei der Exploration des Patienten zur Feststellung der Umstände, die für den auffallend hohen Temperaturanstieg von mittags bis abends maßgeblich sein könnten, berichtet der Patient, der ein Schüler von Frau Gerda Alexander, Kopenhagen, ist und in ihrer Methode der Entspannungs- und Durchströmungsbehandlung unterrichtet wurde, daß er sich zum Zwecke der Selbstbehandlung auf ein Wärme- und Durchströmungserlebnis im Bereich des Plexus solaris konzentriert habe. Eine Stunde später sei die hohe Temperatur gemessen worden.

Aufgrund dieser Beobachtung wurde nach Rücksprache mit Frau Alexander beschlossen, von einer schulmäßigen Behandlung der Pleuritis vorläufig abzusehen und eine Beeinflussung des Prozesses durch eine Behandlung nach der Methode Alexander zu versuchen. Der Patient erhielt daher eine einfache Schondiät und in den ersten zwei Tagen zur Darmregulierung ein leichtes Abführmittel, sonst aber keinerlei pharmakologische oder physikalische Therapie. Bei Bettruhe in den ersten 12 Krankheitstagen wurden lediglich ein bis zwei halbstündige Behandlungen pro Tag von Frau Alexander oder einer ihrer Assistentinnen, bestehend in einer »Durchströmung« des Thorax durch Auflegen der Hände im erkrankten Bereich, durchgeführt und diese ergänzt durch eigene Konzentrationsübungen des Patienten. Die regelmäßige ärztliche Kontrolle des Patienten und des Lungenbefundes ergaben: ständig subjektiv, bis auf einmalige Kopfschmerzen, völlige Beschwerdefreiheit und allgemeines Wohlbefinden. Objektiv anfangs gelegentlich leichter Schweißausbruch, sonst allgemein und kreislaufmäßig o. B. Rascher Temperaturabfall in drei Tagen bis auf subfebrile Werte, die auch nach Aufstehen und Spaziergängen ab 13. Krankheitstag nicht wieder anstiegen und am 20. bis 21. Krankheitstag (letzter Tag der Beobachtung) nur mehr in der Mittagszeit 37,0° erreichten. Der Lokalbefund war dabei besonders interessant und eigenartig. Die Höhe des Exsudates ging im Verlauf der ersten neun Behandlungstage stetig von 4 auf 1 QuF über der rechten unteren Lungengrenze (in Scapulalinie) zurück. Am 10. Behandlungstag wurde folgender auffallende Befund erhoben: die ursprünglich im Bereich des Rückens parallel zur Lungenbasis (waagrecht) verlaufende und axillar etwas ansteigende obere Begrenzung der Schallverkürzung hatte sich verschoben; während der Dämpfungsbezirk von axillar bis 4 QuF lateral von der Wirbelsäule nur eine Höhe von 1 QuF aufwies, stieg er von dieser Stelle bis knapp an die Wirbelsäule heran dreieckförmig auf eine Höhe von 4 QuF an.

Nach Besprechung des Befundes mit Frau Alexander wurde vermutet, daß diese Verlagerung des Exsudates mit der Art der bisherigen Behandlung zusammenhängen könnte (Auflegen der behandelnden Hand in der Axillarlinie). Es wurde die Behandlungsweise daher so abgewandelt, daß die behandelnde Hand nunmehr neben die Wirbelsäule zu liegen kam. Unmittelbar nach der auf diese Weise durchgeführten Behandlung wurde der Befund neuerlich kontrolliert. Im Vergleich zu dem vorher nachweisbaren (mit Fettstift im Rücken markierten) Dämpfungsbezirk zeigte sich ein Rückgang der Schallverkürzung (immer in tiefer Inspiration gemessen) um genau die Hälfte. Eine Kontrolle drei Tage später ergab den zuletzt beschriebenen Status als Ausgangsbefund vor der Behandlung und eine Verkleinerung des Dämpfungsbezirkes nach halbstündiger Behandlung wieder um die Hälfte. Am 14. Behandlungstag war der Ausgangsbefund lateral von der Wirbelsäule, Dämpfungshöhe 1¹/₂ Finger, 5 QuF seitlich davon keine Dämpfung mehr, nachweisbar. Nach halbstündiger Behandlung Rückgang wieder um die Hälfte. Subjektiv war der Patient zu dieser Zeit gut leistungsfähig (¹/₂ Std. schnelles Gehen ohne Ermüdung). Wegen der Geringfügigkeit des Befundes und der bevorstehenden Abreise wurde der Patient nach 20 Tagen praktisch geheilt aus der Beobachtung entlassen.

Zusammenfassung: Ein Fall von akuter Pleuritis exsud. dxtr. mit 4 QuF hohem Erguß und Temperatur bis 39,5 wurde bei Bettruhe und leichter Kost ohne sonstige Maßnahmen nach der Methode Alexander behandelt. Dabei gingen sämtliche objektiven Krankheitserscheinungen binnen drei Wochen vollständig zurück. Subjektiv war der Patient während der ganzen Zeit praktisch beschwerdefrei. Als auffallend erscheint in diesem Zusammenhang der rasche und störungsfreie Verlauf der Heilung und die Beobachtung eines ungewöhnlich prompten und anhaltenden Rückganges der Exsudatsymptome unter der Einwirkung und besonders im Bereich und der Umgebung der behandelnden Hand.

Zur Deutung der beobachteten Erscheinungen genügt offenbar die Annahme einer Wärmeeinwirkung in der dem erkrankten Organ zugeordneten Reflexzone der Haut nicht. Es muß vielmehr ein wesentlich intensiverer, die gesamte Zelltätigkeit des behandelten Körperteiles aktivierende Beeinflussung vorgelegen haben, die mit der Anregung bioelektrischer Vorgänge in Zusammenhang stehen dürfte.   Dr. Alfred Bartussek

Facharzt für innere Krankheiten

c) Schlaflosigkeit

Auf Veranlassung eines Kopenhagener Psychiaters, der die Resultate der Eutonie-Arbeit an verschiedensten Patienten hatte beobachten können, wurde ich gebeten, die Frau eines leitenden Arztes im Bispebjerg Hospital zu behandeln. Man hatte seit Monaten vergeblich versucht, sie von ihrer Schlaflosigkeit zu befreien, am Tage mit stimulierender Medizin, nachts mit Schlafmitteln.
In der ersten Stunde wurde Berührung mit Holzstäben zur Entspannung des Rückens geübt, anschließend entspannte ich Kopf und Nacken. Der Unterricht fand am Nachmittag zwischen 5 und 6 Uhr statt.
Nachts schlief sie so fest, daß sie den Fliegeralarm überhörte. Als man sie weckte, war sie nicht zu bewegen aufzustehen, drehte sich um und schlief weiter. Nach einigen weiteren Unterrichts- und Behandlungsstunden konnte sie entlassen werden. Sie kam danach noch einige Monate zweimal wöchentlich zum Unterricht in die Schule. Danach waren ihre nervösen Beschwerden behoben.

d) Asthma

Eine 28jährige Hausfrau, Mutter von drei Kindern, meldet sich zum Gruppenunterricht auf Grund eines Asthmaleidens, das seit ihrer frühesten Jugend besteht. (Ihr Vater leidet an Asthma, solange sie sich erinnern kann.)
Ihre Asthmasymptome verschwanden im Laufe des Winters und sind nicht wiedergekehrt.

132

Drei Jahre später wird sie wegen psychomotorischer Unruhe mit Schmerzen im Magen, Zwerchfell und in der Herzgegend vom Arzt zur Eutonie-Therapie überwiesen, nachdem die üblichen Massagen und Entspannungsübungen resultatlos blieben. Sie klagte außerdem über Abneigung gegen jegliche sexuelle Annäherung ihres Mannes. Besonders starke Aversion empfand sie, wenn ihr Mann sie in der Halsgegend berührte. (A. war von zwei Psychiatern wegen Frigidität mit Psychoanalyse behandelt worden.) Nach den beiden ersten Eutonisierungsbehandlungen Weinanfälle. Nach der dritten Behandlung wacht sie in der folgenden Nacht von einem starken Äthergeruch auf, so daß sie aufsteht und die Wohnung untersucht, ohne jedoch Äther im Haus zu finden. Sie erinnert sich plötzlich an den Augenblick, wo sie als Kind die Mandeln entfernt bekam von einem Arzt, dem Vater einer Freundin, für den sie sehr schwärmte. Wenn sie später als Erwachsene den Arzt traf, hatte sie immer eine starke Aversion empfunden, ohne sich jedoch an die Operation zu erinnern. Nachdem diese Erinnerung aufgetaucht ist, verschwindet ihr Widerwille gegen die Berührung des Halses. Nach der 4. Stunde kommt sie, kurz nachdem sie sich verabschiedet hatte, wieder in die Schule zurück, völlig verstört. Sie hatte den betreffenden Arzt, der sonst auf dem Lande lebt, auf der Straße getroffen. Nachdem ich sie etwas beruhigt hatte, sagte sie plötzlich unvermittelt: »Nun muß ich mit meinem Mann ausgehen.« Ihr Eheleben verbesserte sich daraufhin zusehends, sie bekam auch wieder Interesse für ihre Kinder. Nach der 6. Behandlung reiste A. in Urlaub. Seitdem haben sich nur in besonders anstrengenden Perioden leichte Spannungsunregelmäßigkeiten gezeigt. Ihre Ehe ist seitdem harmonisch und glücklich.

e) Kongenitale Unterarmsdysplasie

J. M. kommt 14jährig auf Empfehlung seiner Gambenlehrerin zur Behandlung. Die zunehmende Kraftlosigkeit und Pronationsunfähigkeit der rechten Hand hatten seine Klavierstudien unmöglich gemacht. Die Bogenhaltung beim Gambenspiel war für ihn leichter. Der rechte Arm war schlecht durchblutet, Hand und Fingermuskulatur schlecht entwickelt, die Finger $^1/_2$–1 cm kürzer als die der linken Hand.

Nach 6 Behandlungen war die Zirkulation in Arm und Rücken so weit verbessert, die Muskulatur entsprechend gekräftigt, daß er in den Osterferien zum erstenmal den Garten umgraben konnte, seine Finger waren 1 cm gewachsen, die Kraft war in beiden Armen fast gleich groß. Nach der 10. Behandlung waren einzelne Finger länger als die der linken Hand, normale Kraftentwicklung. Psychisch hatte das eine größere Selbstsicherheit, besonders den Schulkameraden gegenüber, zur Folge. Der behandelnde Professor vom Rigshospital konnte außerdem eine Verbesserung der Pronationsfähigkeit feststellen. In der nächsten Saison wurden die Behandlungen durch eine Eutonie-Studentin fortgesetzt, jetzt mit dem Ziel einer Eutonisierung des gesamten Organismus. Neben der allgemeinen Kräftigung war die psychische Harmonisierung besonders auffallend. Seinem Entschluß, Musiker zu werden, steht körperlich nichts mehr im Wege.

f) Coxarthrose

Eine 65jährige Hausfrau meldete sich im Mai 1963 zur Behandlung. 1935 begannen die ersten Schmerzen.

1936 waren die ersten Veränderungen in Pfanne und Zackenbildung am Oberschenkelhals im Röntgenbild zu sehen. Röntgentiefenbestrahlungen brachten keine Linderung der Schmerzen. 1940 bringen Einrenkung des Oberschenkelhalses und medizinische Behandlung (Butazolidin und Deltabutazolidin) Schmerzlinderung. Trotz Kuren und Ultraschallwellenbehandlungen verschlechterte sich der Befund – die Schmerzen nahmen zu. Ab 1946 konnte die Patientin nur noch mit Stock gehen.

1961 Oberschenkelbruch, der sechsmonatigen Aufenthalt in einer deutschen Fachklinik nötig machte.

Nach neunwöchigem Streckverband war das Knie völlig steif. Massagen brachten nur wenig Besserung.

Nach Verlassen der Klinik Venenentzündung.

1962 Unterleibsoperation. Danach Kreislaufstörungen und vermehrte Schmerzen, die die Beweglichkeit und das Allgemeinbefinden wesentlich verschlechtern.

Befund zu Beginn der Eutonie-Behandlung Mai 1963: Linkes Bein 3 cm verkürzt. Muskelschwund und Sehnenverkürzung, minimale Bewegungsmöglichkeit im Knie. Durchblutungsstörungen und große Schmerzen. Kann nicht auf der Seite liegen, nicht seitlich abstrecken, kann nicht normal sitzen.

Nach 18tägiger Behandlung, die wesentlich auf die Beweglichkeit des Knies ausgerichtet war, völlig schmerzfrei – keine Durchblutungsstörungen mehr. Kann auf der Seite liegen und vom Trochanter abstrecken (Transportreflex). Das Bein nur noch 1 cm verkürzt, das Knie kann auf 10 cm Abstand von der Bodenfläche gehoben werden, dazu wesentliche Verbesserung der Hüftbeweglichkeit, so daß normales Sitzen wieder möglich ist. Sie hat gelernt, allein zu üben, und kann, nach Hause zurückgekehrt, zum erstenmal seit 28 Jahren wieder in Haushalt und Garten ungehindert arbeiten.

Im Herbst 1963 begibt sie sich zu einer Kontrolle in eine deutsche Klinik. Im Röntgenbild zeigt sich, daß sich wieder ein Gelenkspalt gebildet hat. (Die Röntgenbilder der Klinik von 1960, 61 und 63 werden in der dortigen wissenschaftlichen Sammlung verwendet.)

Die Patientin kam 1964 nochmals zu einer 15tägigen Behandlung und nahm 1965 am Gruppenunterricht des Sommerkursus teil.

g) Augenverletzung

X bekam als 14jährige während eines Sturmes einen Glassplitter ins Auge. Die erforderliche Operation hatte eine Verdickung der Hornhaut zur Folge, so daß die Sehkraft auf ein Minimum reduziert wurde. Die Narbe brach nach einer schweren Bronchitis auf, und X mußte sich wieder in ärztliche Behandlung begeben. Seitdem wiederholten sich diese Narbensprengungen alle zehn Jahre, was nicht unwesentliche Schwierigkeiten für X mit sich brachte, da sie Malerin und Kunsthandwerkerin ist. Die letzte Narbensprengung vor 6 Jahren behandelte man, indem man für ein halbes Jahr die Augenlider zusammennähte und täglich Spritzen ins Auge gab, um die Zirkulation zu fördern. X kommt zur Eutonie-Therapie in der Hoffnung, daß man die in 4 Jahren zu erwartende Sprengung verhindern kann.

Während der Eutonie-Behandlungen hatte sie starke Farberlebnisse, die sich auch bei eigenem Üben wiederholten. Nach einigen Monaten ist sie imstande, Zeitungsüberschriften zu lesen. Bei täglichem Üben ist die Sehkraft langsam gewachsen, so daß sie große Handschriften lesen kann. Gleichzeitig verschwanden jahrelang bestehende Schmerzen in den Armen, die durch Korbflechten überanstrengt waren. Die Verbesserung hat bis heute angehalten.

h) Tic

Eine Frau in mittleren Jahren wird von der neurologischen Abteilung des Bispebjerg-Hospitales Kopenhagen geschickt. Sie leidet an Tic in der Gesichtsmuskulatur.
Aus früheren Erfahrungen wußte ich, daß Tic-Behandlungen meist sehr schwierig und zeitraubend sind. Da ich persönlich keine Behandlung annehmen konnte, bat ich sie, im ersten Monat am Anfänger-Gruppenunterricht der Schule einmal wöchentlich teilzunehmen und die Behandlung nach meiner Rückkehr zu beginnen. Nach den fünf ersten Gruppenstunden, in denen hauptsächlich die Berührung mit dem Boden in den verschiedensten Lagerungen geübt wird, um eine generelle Tonusnormalisierung zu erreichen, übernahm ich die Gruppe selber. Die Tic-Patientin war nicht zu erkennen. Ihr Gesicht war ruhig und entspannt. Sie hatte, wie empfohlen, täglich die Berührung mit dem Boden mindestens eine halbe Stunde geübt und schon nach den ersten Wochen Erfolg gehabt. Einzelbehandlungen waren nicht mehr notwendig. Sie folgte dem Gruppenunterricht vom 1. Okt. bis 1. Juni und hatte seitdem keinerlei Beschwerden mehr gehabt, wie eine Nachfrage einige Jahre später ergab.

i) Verletzung des Ischiasnervs

Akademiker in leitender Staatsstellung, liegt wegen Lungenabszeß im Militärhospital Kopenhagen. Eine Krankenhilfe gibt nachts eine Spritze, die den Ischiasnerv trifft.

136

Einige Monate später werde ich auf Wunsch des Patienten, im Einverständnis mit dem leitenden Professor, gebeten, einen Versuch zu machen, die anhaltenden starken Schmerzen zu lindern, die nach jeder Nahrungsaufnahme zu Erbrechen führten, so daß der Ernährungszustand sich ständig verschlechterte. Der Befund des Beines:
Die Injektionsstelle nach außen unauffällig.
Muskelatrophie – Verkürzung und herabgesetzte Sensibilität – Beugekontraktion am Knie.
Die Behandlung wurde im Hospital durchgeführt, sie erstreckte sich über sechs Wochen mit täglich einer Stunde Eutonie.
Die Schmerzerleichterung trat schnell ein, die Wärmeregulierung innerhalb einer Woche. Zunehmende Kräftigung der Muskulatur und der Streckmöglichkeit. Der Patient konnte nach 6 Wochen entlassen werden mit nur leichter Beeinträchtigung der Gehfähigkeit und der Kraft des betroffenen Beines.
Ein Jahr später meldet er sich privat. Nach einer Grippe war eine Verschlechterung der Zirkulation eingetreten, die mit sechs Eutonie-Behandlungen behoben wurde. Seitdem keine Behandlung mehr notwendig.

k) Phantomschmerzen (nach Sympathektomie)

Nach Untersuchung in der neurologischen Abteilung des Bispebjerg-Hospitales Kopenhagen kommt ein junger Lehrer zur ersten Behandlung.
Befund: Schlaffe Lähmung des linken Armes. Brachialis und Schultergelenk wurden nach einem Sturz mit dem Motorrad vor zehn Jahren schwer beschädigt. Die Amputation des Armes hatte er damals verweigert. Die Reedukation war erfolglos geblieben.
Seitdem Muskelschwund und starke, zunehmende Schmerzen, die vor zwei Jahren zu einer Sympathikusdurchtrennung Anlaß gaben.
Seit dem Erwachen aus der Narkose waren die Schmerzen noch wesentlich stärker, so daß er sich nicht mehr auf seine Arbeit konzentrieren konnte.
Als letzte Behandlungsmöglichkeit wurde eine Lobotomie vorgeschlagen, zu der er sich nicht entschließen kann.

Nach der ersten Behandlung ist er zeitweise schmerzfrei. In der zweiten Behandlung lernt er, aufkommende Schmerzen durch Kontakttechnik abzuleiten.

Nach der dritten Behandlung ist die Zirkulation normalisiert, normale Wärmeregulierung in Arm und Hand, die blaue Färbung ist verschwunden.

Nach der vierten Behandlung ist leichte Sensibilität in Arm und Hand vorhanden, die ersten Fingerbewegungen und leichte Supination des Handgelenkes möglich.

Nach der sechsten Behandlung bestand er das Lehrerexamen und konnte anschließend seinen Beruf ausüben.

l) Poliomyelitis

1. Junger Jura-Student meldet sich zum Gruppenunterricht. Beide Beine gelähmt, blau, kalt. Mit vier Jahren Asthma mit schweren Atmungsbeschwerden. Mit sechs Jahren Poliomyelitis (1952) mit vollständiger Lähmung des linken Beines und der linken Hüfte, teilweise Lähmung des rechten Beines und der rechten Hüfte. Behandelt im Polio-Institut Kopenhagen, mit sieben Jahren erste Operation. Lösung einer Sehne im linken Oberschenkel.

Zweite Operation mit zehn Jahren. Muskelverlegung vom rechten Großzeh zum Fußgelenk (kein Resultat).

Dritte Operation, linkes Schienbein, um den Fuß nach außen zu plazieren und das Wachstum anzuregen (mit gutem Erfolg).

Vierte Operation, Lösung einer Sehne in der linken Hüfte (mit gutem Erfolg).

Rechte Hüfte in Gips (kein Dauererfolg).

Bandagen, Candy Stativ mit Schweizer Verschluß, Stiefel, um die Fußgelenke zu stützen.

Zwei Ellenbogenkrücken.

Verschiedene Nachtschienen gegen Spitzfuß und zur Streckung des rechten Knies.

Infolge von Struma mit 20 Jahren täglich 30 mg Librium ordiniert, setzt jedoch auf eigene Initiative das Medikament ab, weil nach einiger Zeit keine spürbare Wirkung mehr erzielt wurde und weil er sich nicht an Beruhigungsmittel gewöhnen wollte.

Befund bei beginnender Eutonie-Schulung: Beide Beine kalt, Muskelathrophie, besonders links, kann die Beine nicht anbeugen, Knie fallen auseinander. Links kein Streckreflex.

Zusätzlich zu den Gruppenstunden bekam er als Übungsschüler für einen Eutonie-Studenten eine wöchentliche Eutonie-Behandlung. In wenigen Stunden wurde Normalisierung der Zirkulation erreicht, die Muskulatur in beiden Beinen so gekräftigt im Laufe der Saison (1. Okt.–1. Juni), daß er ab April ohne Krücken gehen konnte. Im Laufe des nächsten Jahres verheiratete er sich, machte sein Staatsexamen und ist nun als Jurist in einer internationalen Kommission tätig. Seit Januar 1975 nimmt er von neuem am Gruppenunterricht teil und macht wesentliche Fortschritte in der Kräftigung der Beinmuskulatur.

Nach seiner eigenen Beschreibung hat die Eutonie-Schulung für ihn vor allem psychische und physische Entspannung bedeutet und seine Konzentrationsfähigkeit entwickelt. Außerdem konnte er sein Handicap akzeptieren, so daß er es nicht mehr nötig findet, dieses auf anderen Gebieten zu kompensieren.

Körperlich fühlt er seine Haltung und Balance so verbessert, daß die Krücken entbehrlich geworden sind.

Befund Mai 1975: Schon nach dem 1. Jahr der Eutonie-Arbeit waren die Beine frei von Ödemen und nie mehr kalt.

Er selber bemerkt als besonderen Fortschritt das Wohlbefinden in den Beinen, die wieder normal zum Körper gehörend empfunden werden.

Er geht jetzt bis zu 500 m ohne Stativ. In der Regel benötigt er das Stativ draußen, zu Hause nicht. Beim Gehen kann er vom Boden abstoßen, die Knie werden nur leicht überstreckt. Sein Körperbewußtsein und seine Balance sind bedeutend verbessert, die Arme entlastet, da er im Hause ohne Stock geht.

Unterschied der Beinlänge 2,5 cm, Oberschenkel 2 cm, Unterschenkel 0,5 cm.

2. Junge deutsche Jurastudentin meldet sich als Teilnehmerin eines 11tägigen Sommerkurses. Beide Beine sind seit 18 Jahren von der Hüfte an poliogelähmt, sie geht an Krücken. Sie kommt ausdrücklich nicht zur Verbesserung ihrer Lähmungen, sondern wegen großer Rückenschwäche und Magen und Darmstörungen und Zir-

kulationsstörungen in den Beinen, die ihr das Sitzen im Hörsaal unmöglich machen. Am letzten Kurstag stellt sich heraus, daß beide Beine so gekräftigt sind, daß sie sich in Rückenlage mit den Füßen vom Boden abstützen kann. Die Zirkulation in beiden Beinen ist normal, die Rückenschmerzen sind verschwunden, keinerlei Sitzbeschwerden mehr.

Dieses Resultat wurde in Gruppenstunden mit mehr als 40 Teilnehmern erzielt, ohne Behandlungen. Übungszeit in elf Tagen zweimal täglich $5/4$ Stunden.

Nach einem dreiviertel Jahr kommt sie zu einer 8tägigen Behandlung, in der solche Kräftigung in Rücken und Beinen erzielt wurde, daß sie auf beiden Beinen stehen kann.

Ein Jahr später kommt sie nochmals zu 8 Behandlungen, in denen eine wesentliche Normalisierung der Skoliose erreicht wurde. Die Beine waren so gekräftigt, daß sie mit Stock gehen lernte.

Ein Jahr später berichtet sie, daß sie ohne Beschwerden ist und im Haus ohne Stock geht.

8. Eutonie am Staatlichen Rundfunkhaus Kopenhagen

Ärztlicher Bericht
Am 10. und 12. März habe ich die Musiker des Konzertorchesters des dänischen staatlichen Rundfunks untersucht, die an einem 3monatigen Versuch mit Eutonie-Behandlungen teilgenommen haben.
31 Personen waren zur Untersuchung gebeten, 4 kamen nicht, 3 hatten zu kurze Zeit teilgenommen, um mitgerechnet zu werden, 2 waren während der Versuchsperiode 6 Wochen krank gemeldet und konnten deswegen auch nicht als Versuchspersonen mitgerechnet werden.
Von den übrigen 22, bei denen das Resultat der Eutoniebehandlung beurteilt werden kann, sind 9 Orchestermitglieder, 13 in den Kontoren oder in der technischen Verwaltung angestellt.
Das Resultat der Untersuchung der 9 Musiker lautet folgendermaßen: Alle geben ein zufriedenstellendes Resultat der Behandlungen an. Schmerzen oder Spannungen in der Muskulatur sind verschwunden oder so gebessert, daß die technische Beherrschung der Instrumente und die musikalische Ausdrucksfähigkeit gewachsen sind. Außerdem kann lange Spielzeit ohne Müdigkeit und Zittern in der Muskulatur durchgehalten werden. Mehrere geben an, daß ihre Nervosität schweren Aufgaben gegenüber verschwunden, das Allgemeinbefinden gebessert und die Fähigkeit, sich optimal auszuruhen, gewachsen ist.
1 Teilnehmer hatte infolge einer Gehirnerschütterung vor 4 Jahren anhaltend Kopfschmerzen, die durch die Behandlung vollständig verschwunden sind.
1 Teilnehmer kann häufig auftretende Kopfschmerzen durch Eutonie abstellen.
1 Teilnehmer hatte jahrelang Ischiasschmerzen, die durch die Übungen verschwunden sind.
1 Teilnehmer hatte infolge von Plattfuß Müdigkeit und Schmerzen, die jetzt verschwunden sind, er braucht keine Einlagen mehr.
1 Teilnehmer war früher durch kalte Finger gehindert, technisch schwere Passagen zu spielen, jetzt ist er jederzeit fähig, durch Eutonieübungen warme Finger zu haben.

Von den 12 Teilnehmern, die in den Kontoren und der technischen Verwaltung arbeiten, kann mitgeteilt werden:
1 Teilnehmer hat kein Resultat verspürt.

Die 11 anderen geben an, gute Hilfe von den Behandlungen gehabt zu haben, besonders in bezug auf Schmerzen und Müdigkeit in der Muskulatur, die verschwunden oder wesentlich gebessert sind.
1 Fall von Sehnenscheidenentzündung total verschwunden
1 Fall von Kopfschmerz ebenfalls
1 Fall von Schultergelenksentzündung (periarthritis humeri), die ein Jahr mit Schmerzen und bedeutenden Bewegungseinschränkungen bestanden hatte, war ausgesprochen verbessert, so daß der Betreffende im Gegensatz zu vorher nur in geringem Grad behindert ist.

Auf Grund meiner Untersuchung des Personals vor und nach der dreimonatlichen Versuchsperiode mit Eutoniebehandlungen kann ich das gesamte Resultat als zufriedenstellend bezeichnen.

gez. Dr. med. Thorkil Vanggaard

Resultat der Rundfrage an 60 Versuchsteilnehmer vom dänischen Rundfunk, die 3 Monate an Eutonie-Unterricht teilgenommen haben.

Folgende Fragen wurden von 58 der 60 Teilnehmer beantwortet; die zwei, die nicht geantwortet hatten, waren durch Krankheit verhindert.

– *Wie viele Krankheitstage hatten Sie in den drei Versuchsmonaten?*

30 keine Krankheitstage (davon 22 Musiker)
28 krank (8 Erkältungen, 8 Influenza, 2 Mumps, 1 durch Fall verletztes Bein, 1 Magengeschwür, 1 Bronchitis, 1 Hornhautentzündung, 1 Gicht)

– *Haben Sie sich zum Eutonieunterricht gemeldet, weil Sie eine besondere Krankheit hatten?*

37 ja, 21 nein
Die angeführten Krankheiten sind: Überanstrengung von Arm- und Beinmuskulatur, Sehnenscheidenentzündungen, Gichtleiden, Muskelinfiltrationen, Kopfschmerzen, Lumbago, Ischias, Magengeschwür.

– Hat der Eutonieunterricht Ihr Leiden verändert?
33 ja! 17 können es noch nicht genau beurteilen (5 waren vorher schon gesund).

– Haben Sie den Eindruck, daß der Eutonieunterricht einen günstigen Einfluß auf Ihre Arbeit und Ihre Arbeitsfreude gehabt hat?
33 ja, 19 können sich nicht darüber äußern, 1 möglicherweise, 5 nein. Die Frage scheint eine gewisse Irritation ausgelöst zu haben.

– Sind Sie der Meinung, daß der Eutonieunterricht einen günstigen Einfluß auf Ihre Konzentrationsfähigkeit hat?
21 ja, 12 können sich nicht äußern, 12 antworten nicht, 5 nein.

– Wünschen Sie, daß der Eutonieunterricht fortgesetzt wird?
53 ja, 7 nein (von diesen waren 4 nur selten zum Unterricht erschienen). Hierbei sind auch die Antworten der Abwesenden, die mündlich gegeben wurden, mitgerechnet.

Weiter kann bemerkt werden, daß der größte Teil der schriftlichen Antworten sehr ausführlich war. Besonders die leitenden Angestellten und die Musiker haben präzise Antworten gegeben und verstanden, das Gelernte auszunützen: das bedeutet für die Musiker, abgesehen von der Kontrolle über Nerven und Muskelspannungen:
verbesserte Bogenführung,
leichtere Blastechnik,
und für das übrige Personal, daß z. B. Sehnenscheidenentzündungen und Schreibkrämpfe geheilt wurden.

gez. Waldemar Wolsing (Orchestervorstand)

1. Zur Entstehung des Begriffs »Eutonie«

Gerda Alexanders Arbeit, die ursprünglich auf das Phänomen der »Entspannung« ausgerichtet war, hat sich mit zunehmender Erfahrung und im Zuge der weiteren Entwicklung als eine Beeinflussung des Organismus erwiesen, die von viel umfassenderer Wirkung als der einer bloßen Entspannung ist. Es müssen ja zur Überwindung von Störungen nicht nur Überspannungen abgebaut, sondern immer auch vorhandene Tonusminderungen in der Muskulatur wie im Nerven- und Blutgefäßsystem angehoben und ausgeglichen werden. Der Zustand eines normalisierten Tonus wäre als Normotonie zu bezeichnen. Das Wort »normal« ist aber in weiten Bereichen auch der Gesundheitslehre schon lange nicht mehr gleichbedeutend mit naturgemäß und in Ordnung. Normal heißt heute: einer Durchschnittsnorm entsprechend, die oft weit entfernt ist von einem harmonischen, ausbalancierten, optimalen Entwicklungs- und Funktionszustand des Organismus. Normotonie kann demnach keine befriedigende Bezeichnung für Wirkung und Ziel der Gerda-Alexander-Methode sein.

In der Medizin pflegt für mancherlei gestörte Leistungen eine Kurzformel gebraucht zu werden, die durch die Zusammensetzung der Vorsilbe Dys- mit dem entsprechenden Sachbegriff entsteht (Dysfunktion, Dysregulation, Dyskrasie, Dysfermentie, Dyspepsie, Dyskinese, Dyspnoe, Dysmenorrhoe, Dysthyreose, Dysbakterie, Dysplasie, Dystrophie, Dystonie). Das Gegenteil von dys heißt im Griechischen eu in der Bedeutung von wohl, gut, recht. Damit zusammengesetzte Wörter sind – charakteristischerweise – sehr viel seltener in Gebrauch (Eubiotik, Eupnoe, Eumenorrhoe, Euthyreose, Eubakterie, Eutrophie), offenbar weil optimale Zustände und Leistungen Seltenheitswert bekommen haben! Bei Gerda Alexanders Methode aber wird ja gerade dieses so seltene Optimum von Körper- und Nerventonus angestrebt und erreicht.

Ich habe daher in einem Gespräch mit Frau Alexander im Jahr 1957 in Freiburg i. Br. vorgeschlagen, nicht mehr von Entspannung, sondern von Spannungsregulierung als Charakteristikum ihrer Arbeit zu reden, deren Effekt mit der Wort-Neuschöpfung »Eutonie« am besten beschrieben und benannt werden könne. Frau Alexander hat den Vorschlag aufgegriffen und überprüft. Auf Initiative der »Gesellschaft für Rhythmik und Entspannung« in Kopenhagen, durch die die Arbeit Gerda Alexanders seit 1944 gestützt wird, wurde über »Sprognœvnet« (Sprachausschuß = für die

Koordinierung international gültiger Bezeichnungen zuständige Institution in Kopenhagen) eine Rundfrage veranstaltet, die ergab, daß Wort und Begriff »Eutonie« weder in Europa noch in den USA von irgendeiner Stelle als fachlich oder wissenschaftliche Bezeichnung verwendet oder beansprucht wurden. Erst daraufhin und seit dieser Zeit nennt Gerda Alexander ihre Arbeit Eutonie-Pädagogik und Eutonie-Therapie.

Leider ist es nicht gelungen, den Namen Eutonie als spezifische und ausschließliche Bezeichnung für die Gerda-Alexander-Methode zu reservieren und zu erhalten. Er wurde im Sommer 1959 durch ein grundlegendes Referat Gerda Alexanders auf dem »Ersten Internationalen Kongreß für Entspannung und funktionelle Bewegung« in Kopenhagen erstmalig einem größeren Kreis von Fachleuten vorgestellt und erläutert. Als drei Jahre später alle dort gehaltenen Vorträge in einem Sammelwerk beim Karl F. Haug Verlag, jetzt Heidelberg, erschienen, machte der Titel des Buches »Eutonie« das Wort allgemein bekannt, legte damit aber wohl auch den Keim zu seinem späteren bedauerlichen Mißverständnis und Mißbrauch.

Es gibt Gedanken und Vorgänge, die in der Luft liegen, zeitgemäß sind, etwas zutage bringen und es ins Bewußtsein heben, für das die Menschen reif und das für die Menschen notwendig geworden ist. So scheint es in einer Zeit zunehmender Verunsicherung, Störung und Zerstörung des Zivilisationsmenschen und aller seiner Lebensbereiche auch mit dem Wunsch nach Ordnung und Harmonie zu sein, der im Begriff der Eutonie einen Kristallisationspunkt gefunden hat. Deshalb wohl hat »Eutonie« in weiten Kreisen unversehens eine solche Aufmerksamkeit erregt, einen guten Klang bekommen, kann man sich heute als modern und progressiv legitimieren, wenn man von Eutonie spricht, kann man sich als Vorbild und Vorkämpfer ausgeben, wenn man in seinem Bereich auch etwas für die Eutonie tut. Das hat sogar schon die geschäftstüchtige pharmazeutische Industrie entdeckt, die begonnen hat, ihre Mittelchen nicht mehr als der Entspannung dienende Beruhigungspillen anzupreisen, sondern mit Slogans dafür wirbt wie »Eutonie durch ...« (es folgt der Phantasiename eines komplizierten chemischen Produkts). Um wieviel mehr muß »Eutonie« attraktiv, ja faszinierend sein für alle jene, die sich bisher (und künftig) beruflich mit »Entspannung, Heilgymnastik, Körperschulung, Yoga und manchem anderen mehr befaßten und befassen. So ist es gekommen, daß man immer öfter von Ankündigungen zu »Eutonie«-Kursen und Behandlungen hört und liest, die mit der Methode Gerda Alexander nichts oder kaum mehr etwas zu tun haben, obwohl manche der Veranstalter und Lehrer Anregungen und Grundlagen für Übungen und Maßnahmen ihrer Praxis von Gerda Alexander bekommen und genommen haben. Man kann ja so schön ein Wunsch- und Idealbild damit hinzeichnen, eine Sehnsucht daran aufhängen, eine vage Vorstellung hineinprojizieren, ohne Kenntnis von der genau definierten Behandlungsmethode zu haben, die wirkliche Eutonie zu vermitteln vermag, und ohne eine Ahnung zu haben, wieviel Ernst und anstrengende Arbeit es erfordert, sich ihr allmählich zu nähern, bis man sie vielleicht endlich erreicht.

146

Die Beanspruchung der Überschrift »Eutonie« für Maßnahmen und Lehren, die nichts mit der Möglichkeit und dem Weg Gerda Alexanders zu tun haben, Eutonie im vollen (und heute wahrscheinlich noch gar nicht ganz ausgeschöpften) Sinne zu erarbeiten, ist nicht nur für die Urheberin der Methode enttäuschend. Sie ist auch dem Ansehen ihrer Arbeit durchaus abträglich, sie kann deren Anerkennung und dem Interesse dafür in wissenschaftlichen Kreisen grob schaden und die weitere Erforschung der auf diesem Wege ausgelösten Phänomene, die offensichtlich von besonderer und sonst nicht reproduzierbarer Art sind, behindern. Man kann einen Begriff leider nicht patentieren lassen. Man kann also nicht verhindern, daß sich andere den interessant gewordenen Ausdruck Eutonie für ihre Zwecke aneignen und damit für sich werben. Die einzig mögliche Art, exakt auszudrücken, daß die Methode Gerda Alexanders gemeint ist, und diese wirksam von andersartigen Bestrebungen abzugrenzen, ist, künftig nur noch von der »Eutonie-Pädagogik und -Therapie Gerda Alexander« oder kurz von »Eutonie Gerda Alexander« zu sprechen.

Dr. Alfred Bartussek
Facharzt für innere Krankheiten

2. Zur Geschichte der Eutonie-Pädagogik und -Therapie

Die Grundgedanken und Erkenntnisse über Eutonie in Theorie und Praxis wurden von 1929 bis zum Ende des Zweiten Weltkrieges durch Kurse und Seminare für Kindergärtner und Volksschullehrer, für Gymnastik-, Tanz-, Sprech- und Musikpädagogen, für Musiker und Schauspieler sowohl in Kopenhagen wie in Malmö/Lund (Sydsvenska Gymnastikinstitutet), Göteborg und Stockholm bekanntgemacht und verbreitet. Seit 1945 folgten zahlreiche internationale Kongresse und Arbeitswochen in Europa, Israel, in den USA und Lateinamerika (Argentinien, Mexiko, Venezuela). Die ganze Reichweite einer Schulung, die durch bewußte Erfahrung der eigenen Körperlichkeit gleichzeitig zur Entfaltung der Persönlichkeit, zur Individuation und zu einem wirklichkeitsgerechten sozialen Verhalten führen kann, wurde anfangs nur von wenigen erkannt, weil solche Entwicklungen kaum schon in kurzen Kursen eintreten können. Dagegen fanden einzelne Prinzipien der Eutonie, die bereits überraschende Erfolge ermöglichen, wenn sie isoliert angewandt werden, als praktische Hilfen für das tägliche Leben und für die Therapie sofort Verständnis. So achtete man anfangs nur auf die Entspannung, statt sich um die bewußte Regulierung des Gesamttonus zu einer Spannungsbalance zu bemühen und damit um die Fähigkeit, für jede Arbeitsleistung wie für die Regeneration die zweckmäßigste Grundspannung einzusetzen. Isolierte Entspannungsübungen und

Entspannungsbehandlungen, die nur den Teilaspekt der Eutonie: Entspannung berücksichtigen, wurden von dänischen Lehrern mit dem von meiner Schule geprägten Namen »Entspannungspädagogik« übernommen. Diese Benennung wurde in Ermanglung einer besseren und umfassenderen Bezeichnung 1945 für die Arbeit der Ausbildungsgruppe gewählt, die erstmalig auf der Bewußtmachung des eigenen Körpers aufbaute und ihren Ausgangspunkt nicht in der Musik, in der rhythmischen Erziehung Jaques-Dalcrozes nahm. Diese Form der Entspannungsübungen ist nur in Skandinavien zu finden.

Ein anderes Prinzip der Eutonie, der »Kontakt«, fand besonderes Interesse in Amerika. Mit Kontakt ist die Fähigkeit gemeint, über die sichtbare Begrenzung des eigenen Körpers hinaus eine reale Verbindung zur Umwelt, zu Dingen und Menschen herzustellen und damit gleichzeitig die bioelektrischen Vorgänge im Organismus zu harmonisieren. 1955 ergaben sich während einer viermonatigen Vortragsreise an amerikanischen Universitäten von Florida bis Boston vielseitige Beziehungen zu Psychiatern, Psychologen und Bewegungserziehern, die dann zu einem 14tägigen Seminar und Symposion in Arlington/Boston führten.

1957 wurde als die richtige und wirklich zutreffende Bezeichnung für Grundlage und Ziel meiner Arbeit statt »Entspannung« der Begriff »Eutonie« geprägt, vorgeschlagen und von mir angenommen und eingesetzt. Er wurde der Öffentlichkeit erstmals 1959 vorgestellt, und zwar auf dem »Ersten Internationalen Kongreß für Entspannung und funktionelle Bewegung«, den meine Schule mit Hilfe des dänischen Unterrichtsministeriums in Kopenhagen einberufen hatte. Dabei wurden ca. 500 Spezialisten aus 22 Ländern nicht nur mit meiner »Eutonie-Pädagogik«, sondern auch mit verwandten Schulen von Persönlichkeiten wie Rosalia Chladek, Moshé Feldenkrais, der Arbeit von Charles Neil (Mathias Alexander) u. a. m. bekannt gemacht. Der Kongreßbericht ist in Buchform unter dem Titel »Eutonie« 1964 im Karl F. Haug Verlag, Ulm/Donau (jetzt Heidelberg), erschienen. Erst damit ist das Wort Eutonie allgemein bekanntgeworden.

Ich hatte gehofft, mit dem Kopenhagener Kongreß die Grundlagen für eine Zusammenarbeit aller nach neuen Erkenntnissen Suchenden zu schaffen. Dazu sollte ein Archiv gehören, das die verschiedenen praktischen Erfahrungen sammeln konnte, um sie wissenschaftlich auszuwerten und den verschiedenen Ausbildungsschulen als Material zur Verfügung zu stellen. Leider war diese Hoffnung vergebens.

Heute, wo körperliche Selbsterfahrung nach den verschiedensten Methoden und Systemen bis zum wahllosen Körperkontakt jedes mit jedem, von Amerika zurückkommend, auch in Europa Mode geworden ist, wäre mehr denn je eine Sichtung gewonnener Arbeitsergebnisse notwendig.

Da die neue Erfahrung der Körperlichkeit, von Delsartes und Dalcroze ausgehend, über Schlaffhorst-Andersen, Gindler und Reich heute schon die westliche Kultur beeinflußt und noch mehr beeinflussen wird, wächst das Interesse für die Geschichte dieser Entwicklung nicht nur in Fachkreisen.

Wann und wo die Eutoniepädagogik an dieser Entwicklung beteiligt war, geht aus folgender Aufstellung hervor. Die Liste ist als ein erster Beitrag zur Entwicklungsgeschichte der körperlichen Selbsterfahrung gedacht, auf die die verschiedenen Ausbildungsschulen seit Jahren warten.

Daten aus der Entwicklungsgeschichte der Eutonie
Einführungskurse

1933–38	Rhythmikkurse innerhalb der internationalen Sommerkurse des Sydsvenska Gymnastikinstitutes Lund, Schweden (Major Thulin) Lund, Malmahed, Revingehed
1933–34	Bambusflötenbau und Spiel (Sommerlager der Frederiksberg Volksmusik-Hochschule (C. M. Savery)
1933–45	Kurse für Bambusflöten-Schnitzen und -Spielen (The international Pipers Guild), Lehrerkurse, Kindergruppen, Demonstrationen, Radiosendungen
1935–38	Sommerkurs für schwedische Volksschullehrerinnen (Rhythmik und Entspannung), Sorø, Dänemark Kurse für Musikpädagogen, Sprechpädagogen, Gymnastiklehrer, Kindergärtnerinnen, Kopenhagen
1940	Eröffnung des Seminars für Rhythmik und Entspannungs-(Eutonie-)Pädagogik in Kopenhagen
1940–49	Sommersemester der Ausbildungsgruppe und internationale Sommerkurse in Høve, Dänemark
1944–48	Kurse am Königlichen Musikkonservatorium, Kopenhagen
1945–60	Fortbildungskurse für Lehrer, Kindergärtnerinnen, Musikpädagogen, Sozialpädagogisches Seminar (Alva Myrdal), Musikakademie in Stockholm, Lehrerfortbildungskurse, Kursus für Physiotherapeuten, Stockholm Kindergärtnerinnenseminar und Sprechpädagogen in Gøteborg, Sommerkurse für Gesangspädagogen in Smaaland, Schweden (Åke Nygren)
1946	Einführung des Eutonie-Unterrichts für Orchester, Chor und sämtliche Angestellte des staatlichen Rundfunks Kopenhagen innerhalb der Arbeitszeit auf Veranlassung des Kapellmeisters Erik Tuxen und des Orchestervorstands Oboist Waldemar Wolsing nach einer dreimonatigen Probezeit. Siehe Bericht der Teilnehmer und der ärztlichen Vor- und Nachuntersuchung
1955	Viermonatige Vortragsreise in den USA (Winterpark-Boston), an amerikanischen Universitäten und am Mittwochseminar im Bellevue-Hospital (Loretta Bender), Kurs für Psychiater, Psychologen, Lehrer und Bewegungserzieher, Symposium für Entspannungspädagogik in Arlington, Mass.
1958	Kurs für nordische Musikpädagogen anläßlich des Kongresses für Skandinavische Musikpädagogik in Kopenhagen

1959	Kurs für Rhythmikseminar Mimi Scheiblauer, Konservatorium, Zürich, Schweiz
1960	Kurs für Tänzer (Tänzerkongreß in Zürich, Schweiz)
1961–67	jährliche Kurse für Gymnastikpädagogen, Therapeuten, Rhythmiklehrer und Tänzer in Israel, arrangiert vom Unterrichtsministerium in Zusammenarbeit mit den Fachorganisationen in Tel-Aviv, Haifa, Kibbuz-Seminar, Universität Jerusalem, Sporthochschule Wingate
1962	Fortbildungskurse für dänische Gymnastiklehrerinnen im Auftrag des Unterrichtsministeriums
1962–64	Internationale Sommerkurse der Schule in Krogerup Højskole, Dänemark

1967

Januar	Athen	Film und Kurs für das griechische Tanztheater *Chorika,* Schauspieler, Tänzer und Choreographen des griechischen Nationaltheaters und für die Rhythmikschulen Griechenlands
	Paris	Vortrag und Film für Professoren und Studenten der Gymnastik und Sporthochschule der Pariser Universität E.N.S.E.P.
Februar	Zürich	Vortrag und Film für Zürichs und Luzerns Musikkonservatorien
März	Paris	Weekend-Kurs für Gymnastiklehrer, ausgebildet in E.N.S.E.P.
April	Silkeborg	Kurs für Musiklehrer der Gymnasien (Eutonie und Rhythmik)
	Rom	Vortrag, Film und Diskussion, arrangiert von C.E.M.E.A. Rom – Abteilung und Eutoniepädagogin Ruth Cramer für eingeladene Gäste (Pädagogen, Psychologen, Psychiater, Schauspieler und Filmregisseure)
	Jerusalem	Kurs für Gymnastik- und Sportlehrer u. Studenten der Universität Jerusalem
	Tel-Aviv	Kurs für Rhythmiklehrer und Ballettänzer
	Kibbuzseminar	Kurs für Physiotherapeuten, Bewegungspädagogen und Gymnastiklehrer
	Wingate	Staatliche Sporthochschule, Symposium über Body Image mit Prof. Rosalia Chladek und Moshé Feldenkrais

Mai	Odder Højskole	Kurs für Seminar Musiklehrer (Eutonie und Rhythmik)
September	München	Volkshochschule: Film und Vortrag zur Einführung der Kurse von Mariann Kjellrup
November	Hjörring	Staatsseminar: Kurs Eutonie und Rhythmik (Abt. Schulmusik)

1968

April	Amsterdam	Vortrag, Kurs und Film für holländische Dalcroze-Lehrer
August	Pittsburgh USA	Vortrag und Kurs für Tänzer, Tanztherapeuten, Rhythmiklehrer und Eutonieschüler von Monique Nagy
September	Mexico	tägl. Behandlung eines Querschnittsgelähmten. Kurs für Gymnastiklehrer, Therapeuten und Interessierte, Vortrag und Film
	Venezuela	Auf Veranlassung von Prof. Marcel Horande, Universität, Abtlg. für Medical Research. Vorträge und Film für Therapeuten, Ärzte im deutschen Institut, im staatl. Institut für Gymnastik und Sport, in der Humboldt-Schule, Center für Retarded Children, für Cerebral Palsy, für Orthopädie und für Musiktherapie und Rhythmik und im Forschungscenter für Erziehung im Versuchskindergarten der Kindergärtnerinnenausbildung (Vorträge und praktische Arbeit)

1969

Januar	Rotterdam	Kurs für Lehrer und Studenten der staatl. Tanzakademie Rotterdam
Februar	Hjörring	Vortrag und Kurs für Lehrer und Schüler des Seminars (Abt. Schulmusik)
März	Freiburg	Vortrag und Film, arrangiert von der Ausbildung der Krankengymnastik (Teirich-Leube) und dem Musikkonservatorium
April	Louvain	Eutonie-Pädagogik- und Eutonie-Therapie-Kurs für alle Fakultäten der Universität Löwen

151

Mai	Snoghoj	Højskole Kurs Eutonie und Rhythmik für Seminarmusiklehrervereinigung
Oktober	Bordeaux	Universität, Eutonie-Pädagogik und Eutonie-Therapie, arrangiert von der Fakultät für Psychologie, Sport und Physiotherapie (Revalidierung)
November	Aarhus	Vortrag, Film und Kurs für Lehrer und Schüler der staatl. Schauspielschule, Eutonielehrer Agnete Hammerich
Dezember	Marly le Roi France	1. Teil des internationalen Kurses für Gymnastiklehrer in eutonischer Bewegung

1970

Januar bis März	Kopenhagen	3 wöchentliche Stunden (Vorträge und prakt. Arbeit) Eutonie und Rhythmik an der Dänischen Lehrerhochschule
Februar	Stockholm	Week-end-Kurs für Drama-Lehrer
	Egtved	Vortrag und Kurs und Film für Pädagogen Egtved Musikhochschule
März	Löwen/Belgien	Informationskurs in Eutonie-Pädagogik und -Therapie Universität Löwen, Belgien
April	Löwen/Belgien	2. Teil Internat. Kurs für Eutonische Bewegung
Mai	Snoghoj	Eutonie- und Rhythmik-Kurs für Dänemarks Seminarmusiklehrerverein
Juni	Riederau a. Ammersee	Seminar für Ärzte und Therapeuten, Einführung in Eutonie-Therapie
Juli	Aix-en-Provence	3. Teil Internat. Kurs für Eutonische Bewegung
September	Marly le Roi	4. Teil Internat. Kurs für Euton. Beweg.
	München	Vortrag und Film Volkshochschule München
Dezember	Marly le Roi	5. Teil Internat. Kurs für Euton. Bewegung

1971

Januar	Rørvig	Week-end-Kurs für Psychologen (Ringbindsgruppen)
April	Brüssel	Universität, Wochenkurs für die Sport- und Gymnastikstudenten
	Löwen	Universität Löwen Informationskurs u. 6. Teil Internat. Kurs für Euton. Bewegung

Mai	Villingen	2. Internat. Yogakongreß
Juli	Grenoble	7. Teil Internat. Kurs f. Euton. Bewegung
	Buenos Aires	Segundo Seminario international de Educacion Musical für Latein-Amerika, Kurs, Vortrag mit Film und Plenarvortrag Eutonie als Basis der Musikpädagogik
	La Plata	Universität, Kurs und Vortrag und Plenarvortrag Eutonie und Musiktherapie
August	Grenoble	8. Teil Internat. Kurs f. Euton. Bewegung
Oktober	Pau	Informationskurs für Ärzte, Lehrer und Schüler des Institutes für Kinésithérapie des Pyrénées Atlantiques

1972

Januar	Toulouse	Informationskurs für Ärzte und Therapeuten des Centres Médico-Psycho-Pédagogique Toulouse
Februar	Stockholm	Week-end-Kurs für Schwedens Drama-Lehrer-Verein
März	Odensee	Demonstration der Ausbildungsgruppe f. Gesanglehrerverein in Fyn
Mai	Dijon	Informationskurs für Pädagogen und Gymnastiklehrer CREPS Dijon
Juni	Freising	Vortrag und Demonstration für interessierte Pädagogen und Schüler von Mariann Kjellrup
Oktober	Rotterdam	Eutoniewoche für Musiker, Rhythmiker und Tänzer des Konservatoriums Rotterdam
		Tournee der Ausbildungsgruppe mit Demonstrationen der Schularbeit in Rotterdam, Löwen, Paris, Genf, Zürich, Basel, Kopenhagen, arrangiert mit Unterstütz. des dänischen Kulturministeriums, des Rotterdamer Musikkonservatoriums, der Universität Löwen und der belgischen Association d'Eutonie Gerda Alexander, der franz. Association de l'Eutonie und der C.E.M.E.A., der Schweizer Association de l'Eutonie G.A., des Jaques-Dalcroze-Instituts und Danmarks Lærerhøjskolen
November	Kopenhagen	Demonstration in der Reihe »Zeitgenössisches Ballett oder Romantik« der Volksuniversität

153

Liège	Informations-Week-end in Löwen und 2-Wochen-Seminar für die Staatl. belgischen Theaterschulen in Anvers, Brüssel und Liège im Rahmen des belgisch-dänischen Kulturaustausches

1973

Kopenhagen	Kurs für Dramalehrerverein Kopenhagen
Genf	Kurs für Pädagogen, Therapeuten und Ärzte, organisiert von der Association der Therapeuten de Psychomotricité und dem Kulturdienst der Universität Genf
Annecy	Demonstration im Cours Internation. des jeunes virtuoses an verschiedenen Instrumenten »Eutonie und Instrumentaltechnik« zusammen mit Charlotte Mac Jannet
Aix-en-Provence	Universität, Kurs für Psychologische Fakultät, Theater und Expression corporelle und Gymnasten
Pau	Kurs für Physiotherapeuten, Psychomotricité und Ärzte, Institut für Kinésithérapie des Pyrénées Atlantiques
Vaugrineuse	Kurs für die Mitglieder der AFEGA

1974

Paris	Week-end-Seminar, arrangiert von Dr. Jean Georges Henrotte

Vorträge und Demonstrationen bei Kongressen etc.

1945 Norwegischer Musikpädagogen-Kongreß Oslo
1950 erster internat. Kongreß für Orthopädie, arrangiert vom österreichischen Unterrichtsministerium in Wien
1954 Symposium für Entspannungspädagogik – Arlington, Mass. USA
Symposium für Bekämpfung der Übermüdung in der Industrie CEGOS Paris in Zusammenarbeit mit Dr. med. Bartussek
1958 Kongreß für Nordische Musikpädagogen (Kursus) Kopenhagen
ISME-Kongreß (Internat. Society for Music Education) Vortrag und Demonstration Kopenhagen
1959 Einberufung des »ersten internat. Kongresses für funktionelle Bewegung und Entspannung« mit Unterstützung des dänischen Unterrichtsministeriums in Kopenhagen, mit anschließenden praktischen Kursen von Prof. Rosalia Chladek, Moshé Feldenkrais, Gerda Alexander, zirka 500 Teilnehmer aus 22 Ländern

154

1960 Einladung zum Vortrag mit Film in der psychosomatischen Medizin-Gesellschaft Paris, Leitung Prof. Kammerer, Straßburg
1961 Plenar-Vortrag und Kurs am ISME-Kongreß in Wien
Kursus im Kongreß der UIPD (Union internat. des pédagogues Jaques-Dalcroze) in der Tanzakademie Schönbrunn/Wien
Einladung mit 10 Schülern für Vorträge und Einführungskurse und Behandlungsdemonstrationen und Film zum Kongreß de *Relaxation* der psychiatrischen Fakultät Universität Straßburg. Leitung Prof. Kammerer, Dr. v. Bousingen mit anschließendem Kurs für Ärzte in Talloires
1963 Tänzerkongreß in Zürich (Vortrag und Kurs)
Afa-Kongreß (Atemtherapie) Freudenstadt, Schwarzwald, Vortrag u. Film
Rhythmik-Therapie, Kongreß München
1964 Weltkongreß für Psycho-Drama Paris, Kursus, Vortrag und Ausstellung
Weltkongreß für physische Medizin Paris (Eutonie), Film der Schule und Referat über Eutonie in der Arbeitsmedizin von Dr. Doury-Laudon, Chef der Arbeitsmediziner der BERLIET-Autowerke Lyon, und Dr. Lise Plum –»Lower back syndrom«
Vortrag und Film im internat. Kongreß für»Gymnastique Volontaire« Toulouse
Sicob (internat. Büromesse) Paris –»Tag des Menschen«, Vortrag und Demonstration, Film und Diskussion unter Leitung von A. de Perettit
1965 Vortrag und Kurs 2. Congrès international de la Rythmique Centenaire Jaques-Dalcroze, Genf
Afa-Kongreß Freudenstadt, Kurs und Film
1967 Wingate Sporthochschule Israel. Symposium über Body Image mit u. a. Prof. Rosalia Chladek und Moshé Feldenkrais
1968 Amsterdam, Kongreß der Mensendiek-Gesellschaft anläßlich des 100. Geburtstages von Bess Mensendiek. Film und Vortrag
1971 Willingen, 2. internat. Yoga-Kongreß, Kurs, Vortrag und Film
Buenos Aires, Segundo Seminario international de Educacion Musical Latin-America. Wochenkurs, Vortrag mit Film und Plenar-Vortrag »Eutonie als Basis der Musikpädagogik«
Vortrag und Film für Tänzer und Theater-Schauspiel und Regie La Plata Universität, Wochenkurs und Vortrag
Plenarvortrag»Eutonie und Musiktherapie«
1973 Internat. Cours junger Konservatorienabsolventen Annecy, Frankreich, Vortrag und praktische Demonstrationen mit den verschiedenen Instrumenten an Teilnehmern des Kurses in Zusammenarbeit mit Charlotte Mac Jannet
1974 »Arzt und Seelsorger« – Tagung in Elmau, 8 Einführungsstunden und Eutoniefilm von Yves Zlotnika
1975 Internationale Gesellschaft für Tiefenpsychologie (Elmau)

Vorträge und Kurse in Zusammenarbeit mit dem Institut Jaques-Dalcroze Genf und der U.I.P.D. (Internationale Union der Dalcroze Lehrer)

1954 Internationaler Rhythmik-Kongreß und Sommerkurs in Genf
Vortrag:»Vorbereitung zur Bewegung durch Entspannung«
Kurs:»Die organische Bewegung und die Bewegung in der Rhythmik«

1956 U.I.P.D. Großgmain/Salzburg Österreich
Vortrag:»Wie stimmen wir das Instrument unseres Körpers?« (unser Körper-Instrument)

1957 Sommerkurs und Symposium im Institut Jaques-Dalcroze, Genf

1958 Januar: Zusammenarbeit mit den Lehrern und Ausbildungsschülern des Instituts Jaques-Dalcroze, Genf
Ostern: Kurs der U.I.P.D. in Talloires, France
Themen:»Die körperliche Vorbereitung für den künstlerischen Ausdruck«
Die Erziehung der Dalcroze-Rhythmik für und durch die Bewegung
August: Kongreß der ISME (International Music-Education) in Kopenhagen
Kurs und Vortrag Entspannung und Rhythmik in der Musiker-Erziehung.

1960 August: Genf: Sommerkurs im Institut Jaques-Dalcroze Kurse für Gruppe A und B
Thema:»Entspannung, psycho-physisches Gleichgewicht und funktionelle Bewegung«

1961 Schönbrunn Wien Eutonie-Kursus für die U.I.P.D. (in Verbindung mit dem ISME-Kongreß, Wien)

1964 März: München: Internationales Treffen der U.I.P.D. Sektion Therapie. Vortrag:»Eutonie-Therapie«

1965 August: Genf: Centenaire de Jaques-Dalcroze-Congrès der Rhythmik und des Rhythmus –
Vortrag:»Die Eutonie als Grundlage des Körperbewußtseins und der rhythmischen Erziehung«
Kurs: Praktische Eutonie für Kurs A und B, Eutonie-Film

1972 Oktober: Genf: Demonstration der Eutonie mit Ausbildungsschülern der Kopenhagener Schule im Institut Jaques-Dalcroze.

Angestellt als Lehrer an folgenden Institutionen

1929–51 Frøbelhochschule (Ausbildung für Kindergärtnerinnen und Hortnerinnen, Kopenhagen)

1931–39 Sydsvenska Gymnastikinstitutet Lund, Schweden

1933–43 Frederiksberg Folkemusikhøjskolen

1933–46 Städtische Kindergärten, Kopenhagen

1940–45 Stanislawsky-Gruppe der dänischen Schauspieler

1940–56 Schauspielschule der Privattheater, Kopenhagen

1946–72 Dänischer Staatsrundfunk (für Orchester, Chor, technisches und Verwaltungspersonal)

1951–58 am königlichen Theater Kopenhagen (Schauspiel und Opernschule)
1960 non permanent Lehrer der C.E.M.E.A., Frankreich
1970–75 Danmarks Lærerhøjskolen-Hochschule für Lehrerfortbildung, Kopenhagen, Abt. Musik.

Inszenierungen

1930 Gluck, »Orpheus«, Malmø, Schweden. Chor und Orchester der Filharmonie Malmø. Dirigent Walter M. Radon.
1935 Weil, »der Ja-sager« Malmø, Schweden. Dirigent Walter M. Radon.
Purcel, »Dido und Aeneas«. Malmø, Schweden. Dirigent Walter M. Radon.
1946 Chorszenen aus Glucks »Orpheus«. Glyptotek Kopenhagen
1951 Choreographie von Glucks »Orpheus« Königliches Theater Kopenhagen, Regie Torhen Anton Svendsen, Musikalische Leitung: Maestro Tango

Kurse der Gerda-Alexander-Schule

1940 Eröffnung des 1. Seminars für Rhythmik und Entspannungspädagogik (Eutonie)
1940–45 monatliche öffentliche Demonstrationen der jeweils erreichten Stufe für Musik-, Bewegungs- und Spracherzieher
jährliche öffentliche Demonstration der Arbeitsweise im Königlichen Musikkonservatorium
1942 erstes Abschlußexamen dieser Gruppe für die Anwendung der Arbeitsweise in Kindergarten und Grundschule und in der Heilpädagogik
1944 Vorführung der Absolventen vor geladenen Gästen, Musiker und Musikerzieher, Schauspieler, Tänzer, bildende Künstler, Pädagogen und Ärzte im Nationalmuseum Kopenhagen. Anschließend erfolgte die Gründung der Gesellschaft für Rhythmik- und Entspannungspädagogik (Eutonie) in Dänemark
1945 Abschlußexamen der 5jährigen Vollausbildung in Verbindung mit dem Musikpädagogischen Examen der Königlichen Universität Kopenhagen
1947 14tägiger Kurs für die Musiker des Opernorchesters Paris und für die Schüler des Flötisten M. Moyse, Paris
1951–52 International. Sommerkurs in Goisern/Oberösterreich in Zusammenarbeit mit den Mayr-Ärzten (Gruppe für Gesundheitsforschung)
1953–60 Kurse für CEGOS (Leitung der Großindustrien in Frankreich und Belgien) Paris, Barbison und Talloires
1953 Pfingstkurs für deutsche Rhythmiklehrer in Berlin

Jährliche Kurse der Gerda-Alexander-Schule

seit 1939   Ausbildungsseminar für Eutonie-Pädagogik und Rhythmik
            (1. Okt. bis 1. Juni) 3–4 Jahre
seit 1949   Sommerkurse in Talloires / Lac d'Annecy, France
1952–58   in Großgmain, Salzburg in Zusammenarbeit mit der Ärzte-
            gruppe für Gesundheitsforschung (Prof. Xaver Mayr) unter
            Leitung von Dr. Alfred Bartussek
seit 1960   in Vaugrineuse, Frankreich, für Lehrer der C.E.M.E.A.
            Centres d'entraînement des méthodes d'éducation active
seit 1964   in Riederau/Ammersee (geschl. Gruppe für Therapeuten)
seit 1965   in Fischerhude, Bremen
seit 1967   in Essen (geschl. Gruppe für Lehrer und Schüler der Bundes-
            schule (Nachfolger von Dore Jacobs)
seit 1969   Egtved Musikhøjskolen, Dänemark, Rhythmik und Eutonie für
            Pädagogen

3. Deutschsprachige Eutonie-Pädagogen

Die Absolventen der Schule in Kopenhagen haben seit 1945 in den verschiedensten Ländern die Arbeit weitergeführt und bekanntgemacht. Die
folgende Liste der deutschsprachigen diplomierten Eutonie-Pädagogen mit
Angabe ihrer speziellen Arbeitsgebiete gibt einen Eindruck von den vielfältigen Möglichkeiten der Eutonie.

Deutschland

Marion von Blumenthal. Alois-Schnorr-Str. 7, 7813 Staufen/Br.
Mentorin in einem Internat. Pädagogische Mitarbeiterin in einem offenen
Jugendhaus.
Eutonie-Diplom 1974.
Spezielles Arbeitsgebiet: drogengefährdete und psychisch labile Jugendliche und deren Eltern in Zusammenarbeit mit Psychotherapeuten in Italien
und der Schweiz; Einzel- und Gruppenunterricht in Stuttgart, Tübingen; Informationskurse in Esalen/Berkeley (USA). Lehrer in Birklehof, Hinter-
zarten/Schwarzwald.

Gerlinde Brückner. Bockberg 16, 7250 Leonberg. Eutonie-Diplom 1970
Spezielles Arbeitsgebiet: Entwicklungsgehemmte Kinder.

Regine Fernow. Joh. v. Weerth-Str. 6, 7800 Freiburg.
Physiotherapeutin. Eutonie-Diplom 1974
Spezielles Arbeitsgebiet: Arbeit am Körper als direktem Ausdrucksmittel
im künstlerischen Bereich für Schauspieler, Tänzer und Rhythmiker, als
indirektem für Musiker; im Vordergrund steht die Bewegungsarbeit.

Mariann Kjellrup. Landshuter Allee 75, 8000 München 19.
Eutonie-Diplom 1965
Spezielles Arbeitsgebiet: Einzel- und Gruppenunterricht; Wochenendkurse;
Volkshochschulkurse in München; Kurse auf der staatlich anerkannten
Schauspielschule Gmelin in Lochham (München); 1972/73 Mitarbeiterin an
der Universitätsnervenklinik München für Gruppen- und Einzelbehandlungen; Mitarbeit an der Ausbildung für Logopäden an der Universität Erlangen; Unterricht für Drogengeschädigte; Sommerkurse in Schweden im Rahmen der Karlskoga Volkshochschule und des Meditationszentrums Rätt-
vik.

Schweiz

Gunna Brieghel-Müller. 69, rue du Rhône, 1207 Genf.
Eutonie-Diplom 1948
Diplom vom Jaques-Dalcroze-Institut, Genf 1950
Leiter in Zusammenarbeit mit Frau Marie-Claire Guinand der École Suisse
d'Eutonie Gerda Alexander.
Spezielles Arbeitsgebiet: Lehrer für Eutonie am Institut Jaques-Dalcroze,
Genf, und in der Ausbildung der Rééducation und der Psychomotricité
(Institut des Sciences de l'Éducation et Service médicopédagogique de Ge-
nève); Einzel- und Gruppenunterricht; Informationskurse.

Marie-Claire Guinand-Billeter. Rue Voltaire 2, 1006 Lausanne.
Physiotherapeutin. Eutonie-Diplom 1968
Spezielles Arbeitsgebiet: Mitarbeiter an der École Suisse d'Eutonie Gerda
Alexander; Einzel- und Gruppenunterricht; Lehrer an der Physiotherapie-
schule am Universitätshospital Vaudois.

Verena Dumermuth. Zürichstraße 41, 9000 St. Gallen.
Physiotherapeutin (5 Jahre Privatpraxis). Eutonie-Diplom 1974
Spezielles Arbeitsgebiet: Im Physiotherapieteam in Bad Ragaz; Einzel- und
Gruppenunterricht; Wochenendkurse; Informationskurse in New York
(USA).

Eva Gisel, Hegibachstr. 54, 8032 Zürich.
Eutonie-Diplom 1975
Spezielles Arbeitsgebiet: Einzel- und Gruppenunterricht; Lehrer für Hal-
tungsschulung an der Volksschule Wintherthur.

Ursula Schmidt. Werdstraße 114, 8004 Zürich.
Präsidentin der Rhythmikpädagogen in der deutschen Schweiz. Diplomierte Rhythmikpädagogin (M. Scheiblauer) vom Konservatorium Zürich.
Eutonie-Diplom 1961
Spezielles Arbeitsgebiet: Einzel- und Gruppenunterricht; Wochenendkurse; Lehrer am Konservatorium Zürich, am Konservatorium Luzern und an der Kunstgewerbeschule Zürich.

Roswit Tauber. Schipfe 17, 8001 Zürich.
Diplomierte Rhythmikpädagogin (M. Scheiblauer) vom Konservatorium Zürich.
Eutonie-Diplom 1963
Spezielles Arbeitsgebiet: Einzel- und Gruppenunterricht; Lehrer an der Jugendmusikschule Adliswil; Kindermusikunterricht; Eutonie für Musiker; Eutonie in der Liturgie und Kirchenfestspielgestaltung.

Frankreich

Odile Geringer. II, rue Pottier, 93250 Villemomble.
Eutonie-Diplom 1975
Spezielles Arbeitsgebiet: Einzel- und Gruppenunterricht; Informations- und Wochenendkurse; Eutonie-Lehrerin an der Universität Pierre et Marie Curie und Jussieu Paris (Psychologie- und Psychomotricité-Studenten).

Dänemark

Tove Appel. Hovgaardsvej 7, 2100 Kopenhagen.
Eutonie-Diplom 1948
Spezielles Arbeitsgebiet: Einzel- und Gruppenunterricht; Spezialkurse für werdende Mütter (Vorbereitung für natürliche Gburt); seit 1968 Lehrer an der Gerda-Alexander-Schule.

Ebba Hyldgaard-Jensen. Skjoldagervej 8, 2820 Gentofte.
Diplom in Eutonie und rhythmisch-musikalischer Erziehung an der Gerda-Alexander-Schule und am Musikkonservatorium Kopenhagen 1945.
Spezielles Arbeitsgebiet: Lehrerin für die Angestellten der Telefonzentrale und für das Großkaufhaus Magasin du Nord; Lehrerin am Musikkonservatorium und am Lazaret in Västeraas (Schweden) für Spastiker und sprachgestörte Kinder; autistische und total stumme Kinder von 4–16 Jahren; Lehrerin im Rahmen der Ausbildung für Entspannungspädagogen (I. Prahm).

Lis Køie Palsvig. Braaskovgaard, 8783 Hornsyld.

Eutonie-Diplom 1962
Spezielles Arbeitsgebiet: Einzel- und Gruppenunterricht; Informationskurse; Lehrer an der Volkshochschule, am Seminar für Sozialfürsorger, am Lehrerseminar Kolding der Universität in Aarkus und am Musikkonservatorium Odense; Eutonie-Therapie im Fürsorgeheim für jugendliche Kriminelle (Hornsyld) und für psychisch gestörte Kinder; Geburtsvorbereitung.

Belgien

Horta van Hoye. Leuvensestraat 3, 3050 Sint-Joris-Weert.
Bildhauerin. Eutonie-Diplom 1976

4. Fremdsprachige Eutonie-Pädagogen in Europa und Amerika

Argentinien

Berta Vishnivetz, Buenos Aires
und Kopenhagen

Belgien

Benoît Istace-Melot, Lüttich
Albert Liegeois, Namur
Simon Robinet, Brüssel
Horta van Hoye, Sint-Joris-Weert

Lise Ellesøe Hansen, Lyngby
Lisbeth Hartvig-Sørensen, Vanløse-
Kopenhagen
Lise Plum Holm, Klampenborg-
Kopenhagen
Ebba Hyldgaard-Jensen, Gentofte
Karen Juel-Hansen, Birkerød
Ellen Mortensen, Skive
Lise Otzen, Helsingør
Lis Køie Palsvig, Hornsyld
Bodil Stegelmann, Kopenhagen
Marianne Walther, Kopenhagen

Dänemark

Dea Aerø, Vanløse-Kopenhagen
Gerda Alexander, Kopenhagen
Tyt Ib Andersen, Kopenhagen
Ketty Andersen, Kopenhagen
Tove Appel, Kopenhagen
Martha Obel Bjerregaard, Kopen-
hagen

Frankreich

Odile Geringer, Villemomble
Annick Guillemin, Grenoble
Denise Lancerotto-Digelmann,
Marseille
Georgette Perin, Pringy
Yves Zlotnicka, Paris

161

Italien

Ruth Cramer, Florenz
Nina Zenner, Catania (Sizilien)

Kanada

Jacques Laflamme, St. Jérôme
(Quebec), Montreal

Norwegen

Anne-Trine Feurtado-Grimnes, Oslo
Jette Rø-Fredborg, Oslo

Schweden

Gun Kronberg, Malmö

Schweiz

Gunna Brieghel-Müller, Genf
Verena Dumermuth, St. Gallen
Bernard Dupont, Genf
Eva Gisel, Zürich
Marie-Claire Guinand-Billeter,
Lausanne
Françoise Schaller, Genf
Ursula Schmidt, Zürich
Roswit Tauber, Zürich

USA

Monique Nagy-Leenhardt,
Pittsburgh
Elisheva Shore, Arlington

5. Literaturübersicht

Ajuriaguerra, J. de, Méconnaissances et hallucinations corporelles, Paris.
–, Le corps comme relation dans la psychologie pure, Bern 1962
Ajuriaguerra, J. de, Wapner, S., Werner, H., The body percept, New York 1964
Alexander, G., Die Lehre von der Entspannung und Eutonie. In: Eutonie. 1. Kongreß für Entspannung und funktionelle Bewegung unter dem Protektorat des Unterrichtsministeriums in Kopenhagen, Dänemark, 1959, Heidelberg 1964
–, La pédagogie de relaxation et de l'Eutonie. In: Cah. de Psychiatrie, 1962
–, Eutonie. In: H. Tauscher, Rhythmiktherapie, Berlin 1965
–, Eutonie als Grundlage für die rhythmische Erziehung. In: Deuxième Congrès International du Rythme et de la Rythmique, Genève 1966
–, Die Bedeutung der Körperbildschulung für die körperliche Erziehung. In: Atem, Bad Homburg 1968
–, Eutonie nach Gerda Alexander. In: B. Stokvis und E. Wiesenhütter (Hrsg.), Der Mensch in der Entspannung. Lehrbuch autosuggestiver und übender Verfahren der Psychotherapie und Psychosomatik, 3. Aufl., Stuttgart 1971

162

Alexander, G., Eutonie als Verfahren somato-psychologischer Pädagogik, Rehabilitation und Therapie. In: H. Petzold (Hrsg.), Psychotherapie und Körperdynamik, Paderborn 1974

Bartussek, A., Die Beziehung zwischen Körperhaltung und Gesundheit der inneren Organe. In: Eutonie. 1. Kongreß für Entspannung und funktionelle Bewegung unter dem Protektorat des Unterrichtsministeriums in Kopenhagen, Dänemark, 1959. Heidelberg 1964

–, Der chronische Darmschaden, Wien 1974

Bertrand, R., Relaxation, eutonie, éducation physique d'après la méthode Gerda Alexander. In: Education physique et sport. September 1967, Nr. 88, 89, 90

Brieghel-Müller, G., Eutonie et relaxation, Neuchâtel 1972

Brooks, V. W. Ch., Sensory awareness, New York 1974

Brosse, Th., Yoga as altruization method and nouso-psychosomatic science, Cambridge/USA 1954

Chladek, R., Die Gesetzmäßigkeit der körperlichen Bewegung als Grundlage tänzerischer Erziehung. In: H. Groll, G. Alexander (Hrsg.), Rosalia Chladek, 2. Aufl., Wien 1975

Coblenzer, H. v., Muhar, F., Die Phonationsatmung, Berlin 1968

–, Atem und Stimme, Wien 1976

Digelmann, D., L'Eutonie de Gerda Alexander, Approche psychiatrique. Straßburg 1967

Digelmann, D., Eutonie G. Alexander. In: Encyclopédie médicale. Paris 1970

Doury-Laudon, Y., Applications des techniques de relaxation en médecine du travail. In: Cahiers de Psychiatrie, 1962

–, Place et limites de la pédagogie de relaxation (Eutonie) en médecine du travail. In: Experta Medica. Paris 1964

Doury-Laudon, Y., Bousingen, D., La pédagogie de relaxation de Gerda Alexander. In: Revue de Médecine Psychosomatique, 1962

Eberhardt, S., Der Körper in Form und Hemmung. Die Beherrschung der Disposition als Lebensgrundlage, München 1926

Edinger, E. F., Ego and Archetype, New York 1972

Ehrenfried, L., Körperliche Erziehung zum seelischen Gleichgewicht, Berlin 1957

Engeling, I., Die Entwicklung der Wahrnehmungsfähigkeit für Bewegungs- und Spannungsvorgänge. In: Krankengymnastik, 1966

Farup, B., Psychologische Tests vor und nach Eutoniebehandlungen von geistesschwachen Kindern. In: Eutonie. 1. Kongreß für Entspannung und funktionelle Bewegung unter dem Protektorat des Unterrichtsministeriums in Kopenhagen, Dänemark, 1959, Heidelberg 1964

Feldenkrais, M., Körper-Geist-Beziehung. Wege zur Rehabilitierung. In: Eutonie. 1. Kongreß für Entspannung und funktionelle Bewegung unter dem Protektorat des Unterrichtsminsteriums in Kopenhagen, Dänemark, 1959, Heidelberg 1964

–, Der aufrechte Gang, Frankfurt 1968

Goldenbaum, H., L'éducation rythmique des jeunes enfants. In: Compte rendu du congrès du centenaire Émile Jaques-Dalcroze, Genève 1966

Granit, R., Receptors and sensory perception, New Haven 1955

Hammen, R., Impaired Fertility in Man, with Special Reference to the Male, London

Herrigel, E., Zen in der Kunst des Bogenschießens. Weilheim [11]1964

Heyer-Grote, L. (Hrsg.), Atemschulung als Element der Psychotherapie, Darmstadt 1970

Jacobs, D., Die menschliche Bewegung, Ratingen 1962

Jaffé, A., Erinnerungen, Träume, Gedanken von C. G. Jung, Zürich 1962

Janov, A., Der Urschrei, Frankfurt 1973

–, Die Anatomie der Neurose. Frankfurt 1974

Jaques-Dalcroze, E., Rhythmus, Musik und Erziehung, Basel 1921

Kükelhaus, H., Organismus und Technik, Freiburg i. Br. 1971

Leboyer, F., Der sanfte Weg ins Leben. Geburt ohne Gewalt, München 1974

Lowen, A., The Language of the Body, London 1971

–, Depression and the Body, Baltimore 1973

Mac Jannet-Blensdorf, Ch., Die rhythmische Erziehung des Kleinkindes. In: E. Feudel (Hrsg.), Rhythmische Erziehung, München 1926

Martin, F. (Hrsg.), *Émile Jaques-Dalcroze.* L'homme, le compositeur, le créateur de la rythmique, Neuchâtel 1965

Merz, F., Roemer, G., Tanz als Lebensfrage, Bensberg o. J.

Molbech, S., Die Beziehungen zwischen psychischen und muskulären Spannungen. In: Eutonie. 1. Kongreß für Entspannung und funktionelle Bewegung unter dem Protektorat des Unterrichtsministeriums in Kopenhagen, Dänemark, 1959, Heidelberg 1964

Montagu, A., Körperkontakt. Die Bedeutung der Haut für die Entwicklung des Menschen, Stuttgart 1974

Neikes, J. L., Scheiblauer Rhythmik, Ratingen 1970

Neumann, E., Der schöpferische Mensch, Zürich 1959

–, Tiefenpsychologie und neue Ethik, München 1964

Ornstein, R. E., Die Psychologie des Bewußtseins, Köln 1974

Ostrander, S., Schroeder, L., PSI. Die wissenschaftliche Erforschung und praktische Nutzung übersinnlicher Kräfte des Geistes und der Seele im Ostblock, Bern und München 1971

Pichler, E., Le mouvement autonome, Paris 1976

Pontvik, A., Heilen durch Musik, Zürich 1955

Reich, W., Die Funktion des Orgasmus, Frankfurt 1975

Schilder, P., The Image and Appearance of the Human Body, New York 1964

Schlaffhorst, C., Andersen, H., Atmung und Stimme, Wolfenbüttel 1928

Shawn, T., Every Little Movement. François Delsartes, New York 1963

Sommer, B., Brown, M., Movement education: Its Evolution and a Modern Approach, Reading/Mass. 1969

Sorokin, P. A., Forms and Techniques of Altruistic and Spiritual, Cambridge/USA 1954

Stelter, A., PSI-Heilungen, Bern und München 1973

Taubert, K. H., Neue Praktik der Gehörbildung. 12 Übungsblätter und Kommentar, Berlin 1976

Tompkins, P., Das geheime Leben der Pflanzen, 2. Aufl., Bern und München 1974

Voll, R. (Hrsg.), Elektroakupunktur. Anderthalb Jahrzehnte Forschung und Erfahrung in Diagnostik und Therapie, Uelzen 1971

–, Topographische Lage der Meßpunkte der Elektroakupunktur, Teil I/II und Bildband II, Uelzen 1973

Wallon, H., Les origines du caractère chez l'enfant. Les préludes du sentiment de personnalité. 4. Aufl., Paris 1970

–, De l'acte à la pensée, 4. Aufl., Paris 1970

Wilms, E., Die Körperbildkrankheit: Das Leiden der chronischen Kranken. In: Schweizer Medizinische Wochenschrift Nr. 45 (1953)

6. Hinweise zum Verständnis einiger Fachausdrücke

Agonist/Antagonist derjenige Muskel, der eine bestimmte, dem Antagonisten/Agonisten entgegengesetzte Bewegung verursacht

Athetotiker Patient, der unter Athetose leidet. Das klinische Bild der Athetose ist durch die unwillkürlichen, unregelmäßigen, langsam sich abspielenden, besonders distal auffallend übertriebenen und gequält-verkrampft aussehenden Bewegungen gekennzeichnet

Cerebralparese angeborener oder erworbener Hirnschaden

Cortex Hirnrinde

Coxarthrose Arthrose des Hüftgelenkes

Dysplasie vom normalen Körperbau stark abweichende Körpergestalt

Dystonie fehlerhafter Tonus von Muskeln und Gefäßen mit abnormen Reaktionen bei Belastungen bzw. Reizungen

Elektromyographie Ableitung der Aktionsströme des Muskels zur Diagnostik von Erkrankungen der Muskulatur und der die Muskulatur erregenden Nerven

Enzephalographie (EEG) Methode zur Darstellung der bioelektrischen Erscheinungen am lebenden Gehirn durch Ableitung der Potentialschwankungen von der Kopfhaut (Messung der Hirnströme)

extrapyramidale Bahnen zusammenfassende Bezeichnung für alle der Motorik dienenden Systeme des Zentralnervensystems, die nicht zur Pyramidenbahn gehören, also die motorischen Stammganglien, im weiteren Sinne das Kleinhirn und bei manchen Autoren auch parapyramidale Hirnrindenareale. Dient der automatischen, mehr oder weniger unbewußt bzw. unbemerkt ablaufenden Motorik, z. B. Gang, Mitbewegungen, Ausdrucksbewegungen, Statik, Gleichgewicht usw.

formatio reticularis netzartig geformte Substanz, netzartig von weißer Substanz durchbrochenes Areal der grauen Substanz des Hals- und oberen Brustmarkes sowie des Hirnstamms und des Thalamus. Wichtige Funktionen in der gesamten Tätigkeit des ZNS durch die sogenannte unspezifische Aktivierung der Hirnrinde und die Regulierung des Tonus der Skelettmuskulatur

Gammanervensystem Efferente (vom Rückenmark weggehende) motorische Nervenfasern, ziehen vom Rückenmark zur Skelettmuskulatur, dort aber zu den in der Arbeitsmuskulatur eingebetteten Muskelspindeln, welche die langen Meßfühler für den betreffenden Muskel darstellen. Es ist ersichtlich, daß das γ-System die Muskelspanne reguliert und die Muskelkontraktion steuert

globale Tonusregulierung Regulierung der Grundspannung des ganzen Körpers

Headsche Zonen überempfindliche oder schmerzhafte Zonen an der Rumpfhaut, die bei Erkrankung innerer Organe auftreten und durch Hautreize deutlich zu machen sind

Hypertonie Hochdruckkrankheit

Hypothalamus der Teil des Zwischenhirns, der unter dem Thalamus liegt

Hypotonie verminderte Spannung, Abnahme des Druckes

Iliopsoas Lendenmuskel

Innervation/Innervierung Aktivierung der Nerven einzelner Teile des Organismus (Organe, Gewebe)

limbisches System das limbische System umfaßt eine Reihe von Gehirnregionen, die über Nervenbahnverbindungen eng miteinander zusammenhängen und die vor allem das hirnphysiologische Substrat für die Steuerung vegetativer Vorgänge darstellen und für das Zustandekommen von Emotionen und Triebzuständen verantwortlich gemacht werden

Modelage modellierte Körperform

motorische Innervation Aktivierung der Bewegungsnerven

motorische Spannung Aktion der Bewegungsnerven

motorisches Nervensystem Bewegungsnervensystem

Myogramm/Myographie Aufzeichnung der Muskelaktion

myotatischer Reflex Muskel-Eigenreflex

neurovegetativ das die vegetativen Funktionen (Verdauung, Atmung, Stoffwechsel) steuernde Nervensystem betreffend

neurovegetatives Gleichgewicht Gleichgewicht zwischen dem Sympathikus und dem Parasympathicus

Paraplegie Querschnittslähmung der unteren Extremitäten

Parasympathikus der parasympathische Anteil des vegetativen Nervensystems

Patellarsehnenreflex Eigenreflex des musculus quadriceps femoris (Oberschenkelmuskel) durch Schlag des Reflexhammers gegen die Sehne der Kniescheibe

Phantomschmerzen schmerzhafte Sensationen in gelähmten Extremitäten oder im Phantomglied bei Amputierten

Physiotherapie Heilgymnastik

Polio/Poliomyelitis Kinderlähmung

propriozeptiv proprius: eigen, allein zugehörig

Psychomotorik körperlicher Ausdruck psychischer Spannung

psychosomatisch seelisch-körperlich

Psychotonus seelische Grundspannung

Pyramidenbahn die motorische Hauptbahn des Zentralnervensystems, die nervöse Impulse für die willkürlichen Bewegungen und deren Harmonisierung leitet

Quadratus lumborum Lendenmuskel

reflektorische Innervation durch Reflex ausgelöste Muskelaktion

Reflex Beantwortung einer physikalischen oder chemischen Einwirkung auf Rezeptoren (Reizeinwirkungen) durch eine Muskelverkürzung (motor. Reflexe) oder eine andere nervös in Gang gesetzte Reaktion, z. B. der Drüsen (sekretor. Reflexe), der Blutgefäße (vasomotor. Reflexe)

Reflex-Tonusspannung unbewußte Grundspannung der Muskulatur

Resensibilisierung Wiederherstellung der Sensibilität

sensitive Vorgänge Vorgänge in den sensiblen Nerven

Skoliose Seitenverbiegung der Wirbelsäule

Sophrologie Hypnosetherapie

Spasmus ungewollte Muskelkontraktion

sympathikotoner Zustand überwiegende Aktivität des Sympathicus (Streß)

Sympathicus der sympathische Anteil des vegetativen Nervensystems

Synergismus Zusammenwirken von Muskeln, z. B. mehreren Beuge- oder mehreren Streckmuskeln

Synergist Muskel, der innerhalb einer Muskelgruppe die Wirkungsweise eines anderen Muskels unterstützt

taktiler Sinn Tastsinn

Tonus (griech: tonos = Spannung), Grundspannung des Organismus, der Muskeln und Organe

Trochanter Muskelansatzstelle am Oberschenkelschaft an der Grenze des Oberschenkelhalses

vagotoner Zustand Zustand, in dem der Parasympathikus vorherrscht (Beruhigung – Regeneration)

vegetativ-emotionelles Gleichgewicht das körperlich-vegetative Gleichgewicht, das sich im psychischen Gleichgewicht widerspiegelt

vegetative Dystonie Bezeichnung für Beschwerdebilder, die wegen Fehlens pathologischer Befunde auf Störungen des Funktionsgleichgewichtes eines oder mehrerer Organe zurückgeführt werden

vegetatives Nervensystem jener Anteil des gesamten Zentralnervensystems, der für die Instandhaltung und Fortpflanzung des betreffenden Organismus von ausschlaggebener Bedeutung ist.

ZNS Zentralnervensystem